临床风险防范100招

王和平 ⊙ 主编

中国协和医科大学出版社

图书在版编目（CIP）数据

临床风险防范100招／王和平主编. —北京：中国协和医科大学出版社，2010.1

ISBN 978－7－81136－277－0

Ⅰ. 临… Ⅱ. 王… Ⅲ. 临床医学－风险管理 Ⅳ. R4

中国版本图书馆CIP数据核字（2009）第203258号

临床风险防范100招

主　　编：王和平
责任编辑：谢　阳　于　曦

出版发行：中国协和医科大学出版社
（北京东单三条九号　邮编100730　电话65260378）
网　　址：www. pumcp. com
经　　销：新华书店总店北京发行所
印　　刷：北京佳艺恒彩印刷有限公司

开　　本：700×1000　1/16开
印　　张：19.5
彩　　页：2
字　　数：220千字
版　　次：2010年8月第一版　　2014年1月第三次印刷
定　　价：38.00元

ISBN 978－7－81136－277－0

主　编：王和平
主　审：王鸿翼　郑恩涛
副主编：李华光　王　韬　李连芳　刘太宗
编　委：（以姓氏笔画为序）
于亚滨　首都医科大学附属北京妇产医院
卞征宇　北京市大兴精神病医院
王　韬　中国医师协会
王和平　北京市丰友律师事务所
王建东　首都医科大学附属北京妇产医院
王鸿翼　最高人民检察院
冯俊平　首都医科大学附属北京朝阳医院
石　英　四川省遂宁市第一医院
刘太宗　最高人民检察院
闫　英　北京中医药大学第三附属医院
张　文　北京市大兴精神病医院
李　燕　北京市丰友律师事务所
李华光　北京市丰友律师事务所
李连芳　北京市怀柔区妇幼保健院
欧阳超珩　中国医学科学院肿瘤医院
范　昊　北京中医药大学第三附属医院
郑恩涛　北京市安康医院
黄　坦　北京市鼎知律师事务所
谢俊英　北京市昌平城区社区卫生服务中心

主编简介

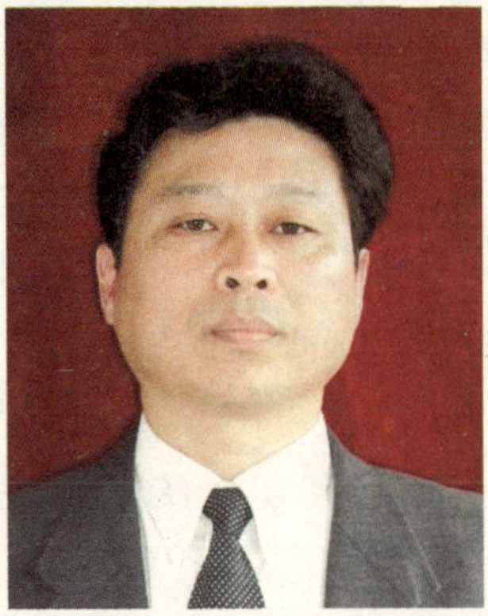

王和平

毕业于河南医科大学医疗系、郑州大学法律系和北京大学医学部 EMBA。持有执业律师、执业医师、执业药师和全科医师证。

现为北京市丰友律师事务所高级合伙人，医学专家律师，北京华夏哮喘病研究所所长，北京康益德中西医结合医院名誉院长、中国医师协会医学科技促进委员会委员、全国病人安全教育巡讲团成员、中国卫生法学会会员和北京市律师协会医疗专业委员会委员。曾任中华医学会变态反应学会委员、河南省变态反应学会副主任委员、卫生部医疗风险预警和监测课题组成员、平顶山市哮喘病医院和北京和义哮喘病医院院长。曾被评为河南省十大优秀青年和平顶山市劳动模范。长期从事医学临床、医院管理和律师实务工作，担任多家机构法律顾问，代理过各类诉讼、非诉讼案件数百起，不断对社会弱势群体给予法律援助。在全国各地做医学、法学讲座300多场。编写有《医疗警示录》、《医院管理学》、《哮喘病学》、《儿科疾病鉴别诊断学》等专著，负责编辑出版1995～2004年间《哮喘杂志》。在国内、外发表论文60多篇，先后到十多个国家进行学术交流和访问。

www.wangheping.com.cn　E-mail：lawyerwhp@163.com

主审简介

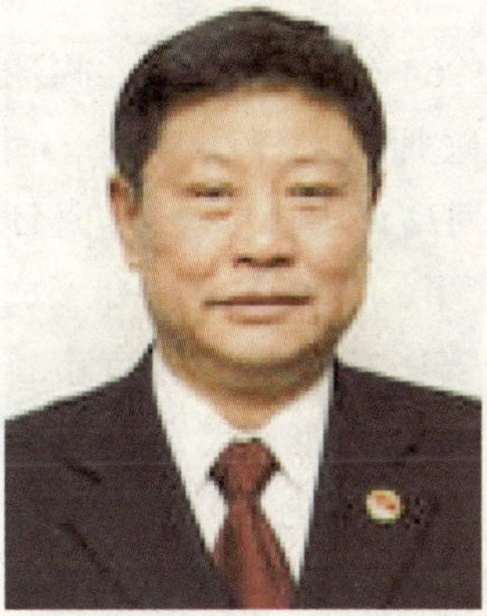

王鸿翼

1951年生人。在天津市读中小学。20世纪70年代初两度上大学，先后学习过水利工程建筑物专业和数学专业，后又在职参加函授学习法律和经济管理专业。曾任县水利局工程师和地、县两级政府办公室秘书，70年代末调入检察机关工作。80年代初，任河北省人民检察院承德分院副检察长。1988年作为业务骨干选调到最高人民检察院，历任法纪检察厅办公室主任、计财装备局局长等职务，现为最高人民检察院检察委员会委员，民事行政检察厅厅长，一级高级检察官。

在三十多年的检察官生涯中，特别是在民事行政检察厅工作的九年多来，坚持理论与实际相结合，办理了许多疑难案件，在业内享有一定的声望，被评为首批全国检察业务专家。随着法制建设的进程，撰写了大量有关民事检察、民事诉讼的文章，其中，有些被《新华文摘》《中国人民大学复印报刊资料》等核心刊物刊用，担任过《检察大辞典》的分类主编，《现代司法科技词典》副主编兼撰稿人等主编和编委工作，是《检察经费保障机制研究》《民事行政裁判执行的检察监督》等检察理论研究课题组负责人。现任中国法学会民事诉讼法学会常务理事，中国知识产权研究会知识产权保护专业委员会专家组专家，国家检察官学院特聘兼职教授。

主审简介

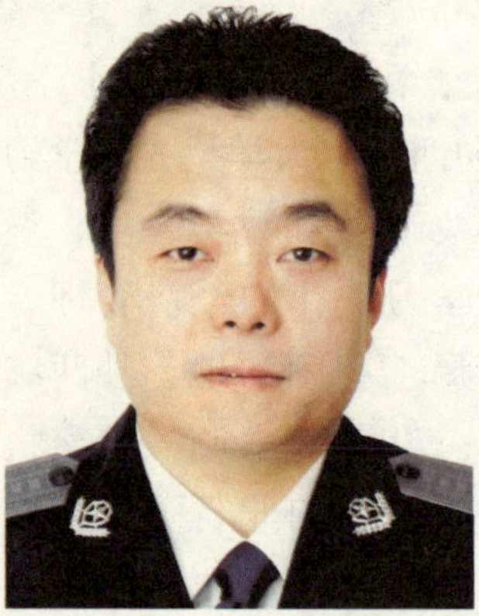

郑恩涛

男，汉族，1964 年 8 月出生。临床医学博士，主任医师、主任法医师（司法部司法鉴定系列高评委 2002 年 1 月评定）、北京市医疗事故鉴定委员会专家成员。原北京市公安医院院长、北京市首诚司法鉴定中心创始人兼首席司法鉴定人。现在北京市安康医院工作。

1986 年河北医学院医学系全日制 5 年本科毕业、1999 年北京医科大学全日制硕博士研究生毕业；2001 年至 2009 年接受过北京大学 EMBA、清华大学 EMPA 与高级经济学研修项目以及美国人力资源协会国际高级人力资源管理师项目（IPMA-CP）培训并获该国际高级人力资源管理师认证资格。

22 年普外科、肿瘤外科、微创外科和临床法医鉴定工作经验，15 年临床科主任经历，10 年三级医院院级管理经验，从事过分子生物学基础科研工作和医学教学工作，在省级以上学术期刊发表论著 20 余篇；7 年北京市政府职能部门内设机构行政管理工作经历；对医院管理、医疗市场、涉法医疗事务及医疗事业单位体制改革和行政部门组织流程再造有独到的见解和建树，共撰写了用于辅助政府机关部门决策的“涉医执法”与“涉法行医”类调研文章和报告 20 余万字。

副主编简介

李华光

毕业于中央民族大学法学院，法学学士学位，留学英国莱斯特大学法学院，获国际商法法学硕士学位。1991 年—2005 年在北京市海淀区人民检察院工作；2008 年 7 月创办北京市丰友律师事务所，担任主任、合伙人律师。具有长期司法工作和海外交流学习经历。办理各种类型经济及刑事犯罪案件千余件，担任了中国兵器集团中兵光电科技股份有限公司等机构法律顾问；具有较高的英语水平，擅长中外投资、医疗纠纷和人生损害赔偿等律师业务。参与撰写了《中国合同契约法实用全书》、《市场经济法律应用指南》、《刑事诉讼中的公诉人》、《刑法疑案研究》等专业书籍。E-mail：lihuaguang@ foryou-china. net

王　韬

毕业于河南医科大学临床医学系。2000 年到加拿大温哥华留学深造，就读于 Vancouver Community College，2002 年归国后从事临床医疗工作。2004 年加入中国医师协会，就职于事业发展部，主要从事国际医学交流、临床适宜技术推广、药物临床研究和卫生部第三类医疗技术临床应用技术审核工作。参与医疗风险、病人安全、医患关系和临床风险防范等课题研究。E-mail：masoncmda@ sina. com

李连芳

首都医科大学毕业，学士学位，北京市怀柔区妇幼保健院医务科主任、妇产科副主任医师。有20多年妇产科临床工作经验，自2002年起担任医务科长，具有多年的医务管理经验，亲自接待处理过百余起医疗纠纷案件，其中疑难案例十余起。2005年担任北京市怀柔区医疗质量管理委员会委员、医学会医疗事故技术鉴定专家库成员。先后在医学核心期刊、杂志上发表专业论文5篇，荣获本区科技进步奖3次。E-mail：lilianfang001@163.com

刘太宗

男，1967年11月生，中国人民大学硕士研究生，高级检察官，现就职于最高人民检察院控告检察厅（举报中心）。参与编写的著作有《中外合同（契约）法律实用全书》、《公司与公司法实务全书》、《检察机关侦查讯问实务》、《中国与欧盟刑事司法制度比较研究》、《市场经济法律法规应用指南》、《举报常识》、《举报文集》、《举报职务犯罪工作手册》等，在《中国刑事法杂志》、《人民检察》、《检察日报》等报纸杂志上发表论文多篇。

编者的话

医疗行业高风险的特征已经表现得非常典型。2009年6月26日人民网报道："医生遭遇'黑色六月'五起医闹事件血溅白衣"。河南省武陟县一产妇分娩时因发生羊水栓塞身亡，家属纠集了五六十人围攻保健院，院长被强行披麻戴孝，在亡者灵前磕头哭丧，最后被打得蜷缩在水泥地上；浙江临海市一患者在医院门诊自行坠楼身亡，其父率一百余人堵医院围攻打砸，造成6人受伤；武汉江夏区疾控中心一名护士，被一男子在接种室内持刀割喉而死；北大第一医院某医生因拒绝开虚假证明，被病人家属连刺五刀，身陷血泊；福建南平市第一医院，一位尿毒症患者经抢救无效死亡，家属召集了200多名社会势力，手持木棍及匕首冲至医院，封锁门诊大楼，摆满花圈，焚烧纸钱，一名医生身中6刀，10名医护人员被砍伤，当天夜晚医院被当地政府责成赔款21万。淋漓的鲜血，喷溅在白衣天使的身上。在一个现代文明社会，居然会发生如此野蛮的现象，实在令人惊诧！这些残酷的暴力事件，不仅直逼每一个有良知者的心理承受底线，也直逼一个社会的公平正义底线。伤害医务人员事件是当今和谐社会中最耀眼的不和谐符号。

面对复杂的医疗纠纷和紧张的医患关系，医生应该怎么办？是麻木、消极等待；还是维权、抗争？维护医生权益宏观上靠法律和党的政策，微观工作中则要靠医生自己，那么怎样去防范这些风险，有什么具体措施？我们从近年来医疗纠纷的案例和临床角度，对医学和法学结合点存在的困惑，从医学模式转变、病历责任、知情同意告知、患者不当要求、证据保全、医疗事故、意外事件、医疗照护、并发症出现、药物不良反应、医师维权、执业风险和医疗法律责任等方面进行分析，力争在降低医疗风险方面，为临床医生提供一些经验、教训和提示。

新的医学模式是社会客观发展的必然结果，它极大地扩展了以往的医疗服务内容和方式，同时增加了许多新问题，新的医学模式则要求医务人员，既学医还要学法，要了解病人，还要了解家属；看疾病变化，还要看心理变化；不但要有风险防范意识，还要掌握风险防范措施。必须高度重视患者的思想感情、社会环境方面的交流，和患者沟通与掌握医疗技术一样重要。医疗风险控制到越低，医疗安全就越高，医务人员的危险就越小。

本书编委主要来自临床医生、医院管理者、法律工作者和行业协会等，他们根据自己的风险防范经验，对临床容易出现纠纷的节点，按照法律、法规和规范，提出自己的见解，以供临床医务人员参考，但不作为处理该问题的依据。请读者在遇到类似情况时，以法律、法规、规范和医院规章制度为准。

本书承蒙中国人民财产保险股份有限公司北京市分公司责险部鲍积宏经理审阅，就医疗风险的社会分担，运用医责险解决医疗过错赔偿，促进和谐社会提出宝贵意见，在此深表感谢！由于作者水平有限，本书存在不足和错误之处，欢迎读者提出批评和指正。

王和平

目 录

当医生受到伤害时应该怎么办

✽ 医生受伤害已成为社会现象

2009年“黑色六月”中国接连发生伤害医务人员事件。河南省武陟县一产妇分娩因羊水栓塞不幸身亡，家属纠集了五六十人围攻，院长被打得蜷缩在水泥地上。浙江临海市一患者在医院自行坠楼身亡，其父率一百余人堵医院围攻打砸，造成6人受伤。武汉江夏区疾控中心一名护士，被一男子在接种室内持刀割喉而死。北大第一医院某医生因拒绝开虚假证明，被病人家属连刺五刀，身陷血泊。福建省南平市第一医院，一位尿毒症患者经抢救无效死亡，家属召集200多名社会势力，对医务人员大打出手，一名医生身中6刀，有10名医院人员被砍伤。淋漓的鲜血，喷溅在白衣天使的身上，在一个现代文明社会，居然会发生如此野蛮的现象，实在令人惊诧！

这五起“医闹”均对医务人员造成直接人身伤害，但是，却无一人行使法律赋予保护自己的权利，那么以后再发生类似事件，我们善良的医生你应该怎么办？

✽ 相关法律

《中华人民共和国刑法》**第二十条**　为了使国家、公共利益、本人或者他人的人身、财产和其他权利免受正在进行的不法侵害，而采取的制止不法侵害的行为，对不法侵害人造成损害的，属于正当防卫，不负刑事责任。

正当防卫明显超过必要限度造成重大损害的，应当负刑事责任，但是应当减轻或者免除处罚。

对正在进行行凶、杀人、抢劫、强奸、绑架以及其他严重危及人身安全的暴力犯罪，采取防卫行为，造成不法侵害人伤亡的，不属于防卫过当，不负刑事责任。

第二十一条 为了使国家、公共利益、本人或者他人的人身、财产和其他权利免受正在发生的危险，不得已采取的紧急避险行为，造成损害的，不负刑事责任。

紧急避险超过必要限度造成不应有的损害的，应当负刑事责任，但是应当减轻或者免除处罚。

《中华人民共和国执业医师法》第三条 医师应当具备良好的职业道德和医疗执业水平，发扬人道主义精神，履行防病治病、救死扶伤、保护人民健康的神圣职责。

全社会应当尊重医师。医师依法履行职责，受法律保护。

✼ 医生受到伤害时应当自卫

1．正当防卫是公民权利

医师履行职务职责受法律保护，在受到伤害时完全可以正当防卫。正当防卫的条件：一是实施正当防卫时，必须有对医务人员实施具有暴力性、破坏性、紧迫性人身伤害的不法侵害行为；二是实施正当防卫时，不法侵害行为必须是正在进行，正当防卫也必须在进行中，不能实行事前防卫和事后防卫；三是实施正当防卫时，不法侵害必须具有现实性，防卫者不能想当然，不能看着一个人假想会对你有伤害，你就采取正当防卫措施；四是实施正当防卫时，只能针对不法侵害者本人实行，不能及于第三者，至于不法侵害者是否达到法定刑事责任年龄，并不影响正当防卫的成立。对于未成年人以及精神病人实施的不法侵害，只要具有紧迫性，不管事前是否知道其为未达法定刑事责任年龄或者无刑事责任能力人，都可以对其进行防卫反击。但在防卫手段上应有所节制。

2. 防卫不能过当

正当防卫的限度条件，是指正当防卫不能明显超过必要限度且造成重大损害。防卫过当具有以下特征：①必须是明显超过必要限度。这里所说的“必要限度”是指为有效地制止不法侵害所必需的防卫强度；“明显超过必要限度”是指一般人都能够认识到其防卫强度已经超过了正当防卫所必需的强度，也就是应当以防卫行为是否能制止住正在进行的不法侵害为限度。②对不法侵害人造成了重大损害。这里说的“重大损害”是指由于防卫人明显超过必要限度的防卫行为造成不法侵害人人身伤亡等严重后果。总之，在面临非法侵害时，如果用较缓和的手段能制止侵害时，就不要用激烈的防卫手段；当侵害行为已经被制止时，就不要再继续对侵害者进行伤害。否则，就可能超过正当防卫限度，变为防卫过当。

正当防卫与防卫过当是密切相连的，没有正当防卫的前提就没有防卫过当的存在。防卫过当是防卫行为的正当性和损害结果的非正当性的统一。使合法的防卫行为变成了不法的侵害行为，也是正当性的行为转化成非正当性的行为。

3. 以合法手段阻却侵害人的违法性

我国法律鼓励公民见义勇为，维护公共秩序、保护社会安定。医务人员的正当防卫是一种有益于社会的行为，它不但阻却了犯罪程度的扩大，同时也保护了公民人身和公共场所的社会安全。所以医务人员可以正确的选择地形地物有效还击侵害人，对正在进行行凶、杀人、抢劫、强奸、绑架以及其他严重危及人身安全的暴力犯罪，采取防卫行为，造成不法侵害人伤亡的，不属于防卫过当，不负刑事责任。

医学模式变了医生应该怎么办

✲ 现在的医生很难做

现在的医生难做是当前医生的普遍感受，一位医生网友的帖子表白了心里的怨气：“满腔热血把医学会，当了医生吃苦受累。急难险重必须到位，病房门诊终日疲惫。从早到晚比牛还累，一日三餐时间不对，屁大点事不敢不对，逢年过节值班应对。一时一刻不敢离位，周末不休还要开会。迎接检查让人崩溃，天天学习不懂社会。病人告状回回都对，工资不高还要交税。晋升职称回回被退，抛家舍业愧对长辈。回到家中还要惧内，囊中羞涩见人惭愧。青春年华如此狼狈，百姓还说我们受贿。仰望青天欲哭无泪!!”。这位医生的话语一方面反映了现实问题，另一方面也折射出在医学模式已经转变了的今天，我们的医生应该怎么办，能不能真正适应变化了的形势。

✲ 新医学模式面前你准备好了吗?

1977 年，美国精神病学家和内科专家恩格尔（GL Engel）在《科学》杂志上发表论文《需要新的医学模式：对生物医学的挑战》，对生物医学模式的局限提出批评，提出了“生物—心理—社会”新医学模式概念。指出：为了理解疾病的本质和提供合理的医疗卫生保健，新医学模式除了生物学观点外，还必须考虑人的心理和人与环境的关系。

生物—心理—社会医学模式（bio-psycho-social medical model），是指通过专业教师、教科书、临床实践以及医疗机构和卫生行政组织的各种设施和制度的影响，医务人员在对待疾病现象和患者方面所形成的一套思想和行为方式。新医学模式是对生物医学模式的超越，但不是取代和否定现有的医学体系。它是在此基础上要更加丰富和扩展以往的服务内容和方式，同时，新的医学模式构建了新的医患关系新模型。由这一新的观点确定的新的医学模式已经被世界各国医生的广泛认可和接受。现实医疗中许许多多的事情也证实了新医学模式赋予的内容和作用。

✻ 面对新医学模式医生应该怎么办

1．充分认识医患关系的新变化

随着我国改革的深入发展和经济的高速增长，中国的新医学模式似乎来的更快一些，这就要求医务人员必须高度重视患者的思想感情、社会环境、维权意识和对经济利益的认识。在这种新模型下，医患关系是双向反馈的，在治病中不仅要发挥医务人员的积极性，也要发挥患者的积极性，建立这种新的医学模式相适应的医患关系新模型。在传统上的救死扶伤人道主义关系上，增加了许多新的内容：人权上的平等关系；以法制保障医生对患者实施治疗的信赖关系；以医疗技术保证的委托信任关系的社会属性。充分尊重患者的知情同意权、选择治疗权和最终决定权等。

2. 医务人员要增加新的知识

新的医学模式使医学科学这一范畴的内涵和外延有了新的扩充，已由单纯的生物科学发展到了更多地融入心理学、人文学、社会学、法律学和经济学的学科。因此，要求医师更多关注人的社会因素，除了不断更新专业知识，对新技术、新药物和新方法及时学习外，还要涉猎相关的人文社会科学知识，以更好地履行自己的神圣职责。如果不具备医学心理学、人际关系学、医院管理学和医德语言学方面的知识的医师，在工作中必然是被动的，医疗效果也会因此大打折扣，医疗纠纷也会不断出现。医师应成为一名优秀的卫生工作管理人员，患者和社区的代言人，出色的交际家，有创建的思想家、信息专家。把自己定位到既掌握医学科学，又掌握社会科学和行为科学知识的执业医师，并努力终身学习的学者作为自己的努力方向。只有这样才能胜任和驾驭医学临床工作。

3. 建立平等的医患关系模型

生物医学模式下形成的医患关系模型，往往是以医生为中心，医患之间是不平等的关系。生物—心理—社会医学模式下，医患之间是平等的关系，双方都有独立的人格，而且不再以医生为中心，提出了“一切以病人为中心”的原则。医生在诊疗中不能唯我独尊，把应尽义务视为对患者的恩赐和施舍，忽视患者的心理需要，而应尊重患者的生命价值，尊重患者的人格，尊重患者的自主权利，平等地对待每一位患者。要建立平等参与、双向互动的医患关系。由原来的家长式医患间主被动模型，发展为指导模型或共同参与模型。

4. 重视病人的社会生存状态

新医学模式更全面综合地认识人、认识人类的健康和疾病，而更加能体现和实现对人的尊重，也是文明的进步。医学模式的转变是医学发展进步的必然，是人类对健康观、疾病观、死亡观等重要医学观念的总体概括，不同的医学模式反映不同历史阶段医学发展的特征、水平、趋向和目标。要求医务人员必须高度重视患者的思想感情、社会环境，并要关心病人、了解病人、加强思想交流。临床医务人员对患者不但开展专科疾病的处理，还要考虑相关全身的其他疾病的整体治疗，不但一次性处理，还要跟踪观察；不但开出了药物，还要告诉使用方法和不良反应，不但治疗疾病，还要教育患者科学的生活习惯，改善患者长期生活质量等等，这些都对医生提出了更为严格的要求。

5. 医德规范要求更为广阔

传统的医德认为关心病人、热爱生命、全心全意为病人服务是医德的核心，把医德规范限制在医生与患者之间。新的医学模式则深化了人们对健康的概念和医学目标的进一步认识。人们对医学的希望，已不仅仅是满足于消除生物所导致的人体异常，而且还希望人的心理上得到平衡，社会环境更加完善。医务人员面对的不仅是单个的患者而且是整个社会群体，其医德行为不仅要有利于提高患者肌体病态的康复，而且要有利于整个社会利益、有利于促进人类社会环境的发展进步。因此，新的医学模式把单一的医德准则扩展到了包括环境道德、人口道德、社会道德要求在内的完全道德要求。把医德规范的境界拓宽到了一个更加广阔的领域。

正如美国学者所说："医生的作用不仅是主要在技术方面，而且还在社会和道德方面……医生的社会责任所要求的许多判断可以完全不是医学方面的判断，而是建立在社会上的考察和社会价值上的决定"。这就对医师提出了更高的社会道德责任。

新的医学模式是对生物医学模式的超越，是医学科学自身发展内在的、必然的要求，就其本质而言反映着医学道德的进步。因此，每一位医务工作者必须对医德规范进行再认识，进一步提高伦理道德修养，以适应社会的发展和需要。

面对多元化的医患关系怎么办

✲ 医患关系属性的多元化

从医患关系的自然属性上看，临床医、技、护人员对自己的服务对象，一旦确诊是有疾病的自然人，那么就构成了医患关系。现实社会中这种关系同时具有人道主义救助和人权上的平等关系，以法制保障医生对患者实施治疗的信赖关系，和以医疗技术保证的委托关系的社会属性。

传统医患关系表明人类在进步过程中的变化，中国几千年来医生和病人一直保持着唇齿相依、休戚与共的关系；“白衣天使”、悬壶济世，治病救人、救死扶伤、妙手回春、华佗再世等；不做良相，就为良医；社会对医生尊称“先生”，因患而求医，有患才有医；医因患愈而荣，患因医高而敬这种受尊重的良好医患关系。

20 世纪 90 年代后，良好医患逐步发生变化、扭曲，出现许多令人不理解的事情，在一些人眼里，医护人员由救死扶伤的白衣天使变成只顾挣钱的“白眼狼”，“做手术、告大夫”、“只要起诉，就有赔付，管他事故不事故，不是事故照赔付……”等等不愉快、甚至伤害感情的事情不断发生和上升。医生述说这种关系是“胆怯的关系”、“小心提防”关系、“农夫和蛇”的关系、“原告与被告”的关系。医院对待患者如履薄冰，患者不理解、不信任医生，发生医疗纠纷时，一些媒体不全面、不客观的报道给医生造成了新的压力。这种尴尬的医患关系是中国目前社会中最不和谐的音符。

医患关系的法律属性从契约理论的角度来看，医患关系并不符合民法平等自愿、等价有偿、契约自由以及公序良俗等基本原则；从侵权理论出发，适用主观过错的归责原则而不结合医学具有合理风险的判断标准，因此单纯适用民法并不能有效地调整医患关系；所以，医患双方不是纯粹的民事法律关系，是兼具有公法与私法性质的特殊的法律关系，因为医生对急诊、危重病人可以强制缔约（实施抢救）；合同的标的是诊疗过程而不是结果（治好病付款）；服务态度既微笑又不能微笑；特殊情况先行救治和依法对甲类传染病、儿童免疫、精神病人实施医疗措施的特点。

人道主义救死扶伤的属性是全球公认的真理，求助与救助、求救与施救，患者求助消除病痛，医生全力救死扶伤解除病痛；疾病面前是征服疾病的同路人，战胜病魔的战友，是一个战壕里的战友。学术属性是合作伙伴关系，当今许多疾病的诊治指南中都明确提出医患是合作伙伴关系，特别是一些慢性疾病、社区患者的管理，是一种相互合作、参与和指导型的伙伴关系。

消费的属性争论很多，经营与消费者的目的是不一致的，公司经营以盈利为目的；消费以付出货币得到享受为目的；消费是一个主动行为，而就医是病后的被动行为。客户是上帝，在现实生活中，人们习惯了等价交换，甚至期望得到更高的回报，如果把就医看作为一种消费的话，那往往是付出后而不能获得等值的回报，从消费等价交换角度看就自然地否定了消费关系的观点。

院外救治是什么属性，每天都会有很多医生在火车、汽车、飞机等交通工具上和外出途中，在战争、自然灾害、传染病流行等紧急状态过程中，医生是负有特殊救治使命的人，那么遇到病人能否救治，你的执业注册是否允许？这时就不能以简单的医患关系来对待，因为中国医生大都是单位集体红十字会会员，有救治的义务和责任；对于采取紧急抢救所发生的医疗行为，这种关系应该是受“无因管理”和“紧急避险”和履行社会义务的法律保护的。不能以简单的医患关系来来评估，更不能以“非法行医”来追究医生的法律责任。

其他属性：①医患关系是一种行政关系，医患双方是一种不平等的管理与被管理、指挥和服从关系；②强调医方和患方之间具有平等的法律地位，且符合民法的特征，因此他们的关系应该由民法来调整，是一种民事法律关系；③还有学者指出，医患双方通过缔结医疗合同形成无名合同关系，是一种特殊的民事法律关系。这些观点无疑给本来就复杂的医患关系，又赋予了新的探讨课题。

❊ 医患关系多元化的发展趋势

随着医患关系多元化的不断出现，人们的道德观念、价值观念也发生着变化，对医疗参与意识、法律意识、平等意识也日益增强，医患关系呈现出了新的发展趋向。

需求多元化趋向　人们价值观念的多元化倾向也反映在医患关系上。病人对医疗保健要求则有层次、档次上的差别，有的仅需要最基本的医疗服务，有的则要求高级别、知名专家甚至特需服务。

法制化趋向　医患关系的调节方式主要靠道德，而当医患关系冲破了道德底线时，就上升到法制化的轨道，医患双方有各自的权利与义务，发生矛盾和冲突时，需要作出调解，需要用法律保护彼此正当、合法权益。

自主权利意识增强的趋向　医患双方都十分珍视各自的权益，选择医生是让病人充分行使对医疗服务的选择权，医生在医疗过程中扮演引导作用，是调整医患关系的重大改革，标志着医患关系在新形势下跨入崭新阶段。

心理需求显现趋向　随着医学模式的转化，医生在诊治上更需要了解患者心理需要和心理问题，重视心理指导和治疗。另一方面，医生工作劳累，竞争激烈，还要承受一定职业风险，加之患者和社会对医务人员要求愈来愈高，医生也希望患者从心理上理解和支持他们的工作，建立融洽的人际关系。

✻ 医生在医患关系中的角色

医患关系中医生和患者掌握医学信息不对称，决定着医生扮演如下重要角色：治疗决策者，即能从伦理、费用等角度，综合考虑和合理选择诊疗新技术；健康教育者，即医生不只是诊疗疾病，更应主动承担起健康教育的任务，有效地增强群体的健康保护意识；社区健康领导者，即能参与社区保健决策，平衡与协调个人、社区和社会对卫生保健的需求；社会健康管理者，即协同卫生部门及其它社会机构，促进卫生保健事业的开展。

医务人员一定要和患者坦诚沟通，对患者持诚恳的态度，同情患者和理解家属的心情。在复杂的医患关系中应当明白，没有哪个患者来医院的最初目的是找茬，患者并不懂医，找院方“讨说法”

也只是想获得一个合理的解释。发生纠纷如果院方坚持避而不见，或者一个劲地想着把患者“拒之门外”，到第三方解决，反而很可能会激化矛盾。江苏省人民医院 2005 年有 91% 的医疗纠纷是通过诚恳协商解决的，且 80% 以上院方没有任何赔偿。其中，他们就发现，医务人员不合适的服务态度会大大激化矛盾，此类医疗纠纷就占一半左右。

在医患诊疗过程中唯有互相配合、多多沟通，才能最大限度地战胜病魔，医患彼此不和谐只会有害无益。现代医学模式多元化的要求，医生应具备更多的社会和法律综合知识，才能应对已经发展了的医患关系，才能做一个好医生。这种人类赖以生存和长寿的医患关系，应是积极的、和谐的和相互理解的，医护人员和患者的权益要双向保护，要避免医患关系发展为人机化、经济化、商品化和等价交换的关系，建立一种新型的指导合作型、共同参与型与和睦相处型的关系。一切人为制造医患关系紧张的事情都是与人类社会进步所不相容的！

现代医学要求医务人员要主动地去建立良好的医患关系，并且具备更多的社会和法律综合知识，才能做一个好医生。

知情同意书不能免责怎么办

✲ 侵犯知情同意权导致的法律责任

卫生部新闻发言人毛群安：签字制度并不意味着责任的转移。医疗机构和医务人员得到患方的签字，只能说明患方同意实施医疗行为，并不能免去医疗机构和医务人员一旦违反医疗原则所应承担的责任。也就是说，患方的签字并不意味着要承担所有不利的后果。

现在，一些医院制作的知情同意书中有：出现不良反应与医院无关、医院概不负责、后果由家属承担等免责条款，一旦发生纠纷这种知情同意书内容在法庭上是不具有法律效力的。医院是否承担医疗事故责任或医疗过错责任，关键是看医疗机构及其医务人员在医疗活动中，是否违反医疗卫生管理法律、行政法规、部门规章，和诊疗护理规范、常规，过失造成患者人身损害的后果，如果有违反的情形，那么医院就应承担民事责任。

✲ 相关法律、法规

《医疗机构管理条例》**第三十三条**　医疗机构施行手术、特殊检查或者特殊治疗时，必须征得患者同意，并应当取得其家属或者关系人同意并签字；无法取得患者意见时，应当取得家属或者关系人同意并签字；无法取得患者意见又无家属或者关系人在场，或者遇到其他特殊情况时，经治医师应当提出医疗处置方案，在取得医疗机构负责人或者被授权负责人员的批准后实施。

《医疗事故处理条例》**第十一条** 在医疗活动中，医疗机构及其医务人员应当将患者的病情、医疗措施、医疗风险等如实告知患者，及时解答其咨询；但是，应当避免对患者产生不利后果。

新《病历书写基本规范》**第十条** 对需取得患者书面同意方可进行的医疗活动，应当由患者本人签署知情同意书。患者不具备完全民事行为能力时，应当由其法定代理人签字；患者因病无法签字时，应当由其授权的人员签字；为抢救患者，在法定代理人或被授权人无法及时签字的情况下，可由医疗机构负责人或者授权的负责人签字。

因实施保护性医疗措施不宜向患者说明情况的，应当将有关情况告知患者近亲属，由患者近亲属签署知情同意书，并及时记录。患者无近亲属的或者患者近亲属无法签署同意书的，由患者的法定代理人或者关系人签署同意书。

✲ 能否签署一份免责的知情同意书

1. 完整的知情同意书包括但不限于以下内容

知情同意书的项目：医院名称及科室名称、特殊检查和治疗的名称、患者疾病诊断及适应证、告知风险和有无可代替的医疗措施、出现风险和并发症采取的处理程序和措施、相关的医疗费用、患者及家属声明、签字和时间。

2. 知情同意书要有患者的声明意见

知情同意书不能让患者或家属简单的签署同意和不同意，要有他们的声明性意见：对上述医生的通俗告知，已详细阅读，并充分理解，经过慎重考虑，决定配合医生进行该项检查（手术）治疗，并愿意承担由此带来的风险。对医院按照规范操作发生的不良后果，不与医院发生纠纷。

3. 知情同意书常见问题

告知内容专业术语多，不够通俗；缺少其他不可预料的并发症和风险；没有应对风险的相应措施；没有患者及家属声明；使用英文和代号；患者没有副本留存；格式不统一和缺少法律方面的规范，绝大部分医院没有把签署过的知情同意书给患者一份。

4. 什么样的知情同意书可以免责

首先，在主体合格和内容合法的基础上：有效的沟通和如实通俗的告知；患者充分的理解和知情；正确实施的特殊检查和特殊治疗；预见医疗风险的发生和应对的措施；患者及家属理解和最后决定的声明；医务人员按照规范进行的医疗措施。

值得一提的是：签署知情同意书的前提是有效沟通，让患者提出问题，让他们全面了解病情和可能发生的变化，让他们从内心知晓风险的存在和发生几率，并愿意承担风险和配合。医生要把主要的精力和大量的工作放在有效沟通方面，至于签字是最后简单的事情了。

门诊患者出现“误诊、漏诊”怎么办

✻ 门诊病人诊断的局限性

2008 年 4 月 10 日《信息时报》报道：某省卫生厅领导撰文称：目前医生的诊断有三成是误诊，如果在门诊看病，误诊率是 50%，因为目前医疗技术对疾病的认识不是 100%，所以患者应该对医学和医生有正确的认识，不要认为见到医生就痊愈了。他建议，如果想避免误诊，最好是在一家医院被一个医生诊断了，一定要征得第二家医院核实。

✻ 相关法律、法规

《中华人民共和国执业医师法》**第二十二条** 医师在执业活动中履行下列义务：

（一）遵守法律、法规，遵守技术操作规范；

（二）树立敬业精神，遵守职业道德，履行医师职责，尽职尽责为患者服务；

（三）关心、爱护、尊重患者，保护患者的隐私；

（四）努力钻研业务，更新知识，提高专业技术水平；

（五）宣传卫生保健知识，对患者进行健康教育。

《病历书写基本规范》**第十四条** 门（急）诊病历记录应当由

接诊医师在患者就诊时及时完成。

✲ 怎样防止门诊“误诊、漏诊”

1．门诊限于时间、条件和观察的局限性，对就诊的患者不能当时做出明确诊断时，首先要详细记录门诊病历，包括但不限于以下内容：主诉、现病史、既往史、体格检查、相关检查、诊断、处理、观察和随诊等内容。

2．对于两次就诊不能明确诊断的患者，必须请上级医师会诊。力争达到门诊三次确诊率≥90%；跨科患者要及时请专科专家会诊。

3．病历不应出现矛盾

主诉和现病史是密切相连的，现病史和体格检查要吻合、体格检查后要选择相应的辅助检查，最后得出的诊断要有依据，诊断和处理相一致，用药要有适应证和不良反应的告知；所有这些节点不应出现矛盾。最后要在患者门诊手册中记载出现不适的处理办法和随诊，有些疾病要标明具体复诊时间。

4．适当放宽收入院的标准

急诊病人门诊诊断不清时要以待查收入院，避免因门诊时间、条件和观察不足导致的误诊；给予患者高度关注，有些疾病早期不易诊断，要适当放宽对全身症状明显，且诊断不清楚患者的住院标准，避免患者离开后病情变化或者发生意外。

5．门诊病历保管问题和举证

门诊手册、检查报告单、图像资料由病人保管。但是医生要有门诊登记记录，以备查或以后举证使用。现在一些医院取消了保管的门诊病历，如果门诊患者一旦出现纠纷，医院就难以有效举证，所以医生一定要详细书写患者门诊手册。

6. 住院、会诊和转院

基层医生要按照医疗规范的序贯进行，门诊诊断不清要及时收住院治疗，住院医师诊断不清及时请上级医师会诊，科主任会诊乃至全院会诊，在条件允许情况下按照规定转院，这样就会减少误诊和漏诊。

要求开虚假诊断证明怎么办

✲ 开假诊断证明自找麻烦

患者通过熟人关系让北京某医院的医生开具“乙型肝炎”的诊断，以得到长期休息的不当利益，到了医疗期满解除合同时，该患者又找到该医生，要求再开具乙肝痊愈的诊断，医生感到不妥，遂报告医院。医务科咨询律师，律师了解全面情况后答复：第一次在没有检查的情况下出具虚假的诊断证明是错误的，必须纠正，本次必须经过各项检查确定有无乙肝情况如实开具诊断证明，并将第一次诊断的就诊情况和错误诊断证明通知该患者单位。

✲ 开具假诊断证明的法律责任

《医疗机构管理条例》**第三十二条** 未经医师（士）亲自诊查病人，医疗机构不得出具疾病诊断书、健康证明或者死亡证明书等证明文件；未经医师（士）、助产人员亲自接产，医疗机构不得出具出生证明书或者死产报告书。

第四十九条 违反本条例第三十二条规定，出具虚假证明文件的，由县级以上人民政府卫生行政部门予以警告；对造成危害后果的，可以处以1000元以下的罚款；对直接责任人员由所在单位或者上级机关给予行政处分。

《医疗机构管理条例实施细则》**第八十二条** 出具虚假证明文件，情节轻微的，给予警告，并可处以五百元以下的罚款；有下列情形之一的，处以五百元以上一千元以下的罚款：

（一）出具虚假证明文件造成延误诊治的；

（二）出具虚假证明文件给患者精神造成伤害的；

（三）造成其他危害后果的。

对直接责任人员由所在单位或者上级机关给予行政处分。

✻ 医生如何正确行使诊断权

诊断证明书是各级医师根据病情对患者的治疗、病假、体育、劳动、军训、入学、退学、复学等提出建议所采取的书面形式。因此，各级医师在开具诊断证明书时必须严肃认真，严格掌握，不徇私情。

1. 诊断证明书包括两个部分，即诊断和建议。仅开诊断而无建议者无效，不予盖章。

2. 有关治疗、病假、体育保健科者，由临床医师负责开具，加盖门诊诊断公章。有关入学、退学、复学、军训和改变体育类别者，由专科医师提出诊断处理意见后保健科医师开具证明，加盖保健科公章。不盖章者无效。

3. 医生不得开具非本专科患者的诊断证明书。但是，若因专科停诊或在值班时间内可由其他科医师代诊，而开具诊断证明书时，可在签名栏的医师二字前写代诊或值班二字，以作识别，不应推托不管。

4. 诊断证明书必须由医师签字，再由医院有关部门审核盖章后生效。出具诊断证明书的医生应对所做出的诊断负法律责任。

5. 凡开出诊断证明书时，均须在病历上或病历本上写明病情及诊断证明的内容，在诊断证明书上扼要写明病情，以资备考。

6. 急性病的病假一般3日。较大的手术后和较重的疾病可开假1~4周。在疾病康复过程中可开半日工作一段时间。开长期半休或全休时必须有足够的根据。

7. 下列情况，须接有关部门介绍信方可开具诊断证明书：

（1）凡涉及司法办案需要，应接到公检法机关、交通管理部门等执法机关的介绍信，方可开具诊断证明书。

（2）因伤害、残疾、保险索赔、申请生育第二胎指标等应接有关部门的介绍信，方可出具诊断证明书。

8. 司法部门办案时，科室应积极配合，尽量提供方便。如：提供加盖医院公章的病案复印件或摘抄件以及特殊检查材料（X线片）等。

9. 调换工种和提前退休，由患者本人向所在单位提出申请，由人事部门办理。有关医师可根据病情开具诊断证明书。

10. 在开具诊断证明书上弄虚作假、伪造病情、拉拢关系、以权谋私、偷盖公章者，按各地卫生局医德医风管理委员会的规定给予处罚。

例：天津市卫生局《关于印发医学诊断证明书管理规定的通知》，以供临床医生参考。

天津市卫生局

津卫医〔2008〕387号

关于印发医学诊断证明书管理规定的通知

各区、县卫生局，市局有关直属单位，医学院校附属医院，部分部队、企事业单位医院：

按照市政府法制办《关于进一步加强行政规范性文件法律审核与备案审查工作的通知》，现对市卫生局1991年7月9日发布的《关于进一步加强住院病历及疾病诊断、病休证明管理若干规定》（津卫医字〔1991〕第517号）进行修改。根据《中华人民共和国执业医师法》、《医疗机构管理条例》等相关规定，对医学诊断证明书管理规定进行了调整，并充实了新的内容，请照此执行。

医疗机构的住院和门急诊病历管理请参照卫生部2002年颁布的《医疗机构病历管理规定》执行。

二〇〇八年十月七日

医学诊断证明书管理规定

一、医学诊断证明包括疾病诊断、治疗、出生、死亡等证明文件，是重要的法律依据。

二、出具医学诊断证明书的人员应为具有主治医师及以上职称，在本医疗机构注册的执业医师。医师不得出具与自己执业范围无关或者与执业类别不相符的医学证明文件。

三、医师必须亲自诊查患者后方可出具医学诊断证明书，医学诊断书应客观、全面，每项诊断都应具备科学的、客观的诊断依据，并与病历中记载的病情和检查结果相符，主要处理意见也应在病历中记载备查。

四、医师开具的诊断证明书、休假证明，日期应填写就诊当日，当日盖章有效。原则上，急诊开具病休假时间一般不超过 3 天，门诊不超过 1 周，慢性病不超过 2 周，特殊情况不超过 1 个月。门诊病休证明书仅供病人单位参考。

五、诊断证明、休假证明只证明病人疾病诊断和是否需要病休以及时间或医疗建议，不得出现疗养、免夜班等非临床医学治疗内容，不应提及与医疗不相关的其他处理意见。

六、医师只能出具在本医疗机构死亡患者的死亡证明文件，医师未经特殊授权不得出具劳动能力、伤残程度及职业病等专用诊断证明文件。凡涉及司法办案需要的证明，以及用于因病退休、伤害、残疾、工伤、劳动鉴定、保险索赔、办理低保、生育第二胎等特殊诊断证明，由当事人或家属持公检法、交通管理、劳动保障等相关部门的介绍信，经医院管理部门审核后，由相应科室医师按照相关规定开具诊断证明。

七、诊断证明书应加盖医院专用印章方为有效，负责加盖公章的部门应严格按照规定对诊断证明审核、把关、登记、保存。

八、医学诊断证明严禁涂改、伪造、弄虚作假，开具诊断证明的医师须承担相应的法律责任。

要求更改病历姓名怎么办

✲ 病历中姓名写错

病历是医务人员在医疗活动过程中记录患者就医期间，尤其是住院时关于患者发病情况、病情发展变化、转归和诊疗情况的系统记录，它包含首页、病程记录、检查检验结果、医嘱、手术记录、护理记录等，属于一种特殊类型的档案。病历是开展医疗、教学、数据统计、医院管理、科研和医疗保险极其重要的基本资料，产科病历还起着出生证明的作用；医疗纠纷中病历又是医院举证的重要书证。病历已经由原来单纯的医疗文书变成了医疗法律文件。

病历如此重要，那么被记录的患者病历的信息就必须准确，否则“张冠李戴”就失去了它自身价值。但在实际工作中，医院还没有像机场管理那样，患者必须持有效身份证明方可就诊，尤其急诊患者，紧急来院往往忘带身份证，中文的特点又是同音不同字的情况很多，患者将自己的名字提供错误时有发生，住院几天后甚至出院，方才发现名字错误。

✲ 相关法律、法规

卫生部、国家中医药管理局关于印发《病历书写基本规范（试行)》的通知　**第三条**　病历书写应当客观、真实、准确、及时、完整、规范。**第六条** 病历书写应规范使用医学术语，文字工整，字迹清晰，表述准确，语句通顺，标点正确。**第七条** 病历书写过程中出现错字时，应当用双线划在错字上，保留原记录清楚、可辨，并注明修改时间，修改人签字。不得采用刮、粘、涂等方法掩盖或去除原来的字迹。上级医务人员有审查修改下级医务人员书写的病历的责任。

✼ 住院病历如何修改患者姓名

1. 首先应防患于未然，医院应在挂号处、住院处、病案室等窗口处张贴“请就诊者出示真实身份证姓名”的警示牌，达到多次提醒患者的作用。

2. 接诊医生要遵循首诊医师负责制的原则，认真核对患者身份信息，并签署入院告知书，再次提醒患者“提供身份证姓名，否则后果自负”，以引起患者重视。如入院当时患者未带身份证，接诊医生应告知第二天带来，和主管医生一起核查，以及时发现错误。

3. 入院后，如发现患者姓名错误，患者要求修改，医生应请其写出书面说明及申请，核查身份证无误，可在病程记录中如实记录，以后的病历按修改后的名字书写；申请连同患者身份证复印件一起存入病历。

发现患者既往病史虚假怎么办

✲ 商业保险与病历

随着人民生活水平的日益提高，入商业保险的人逐渐增多。但入商业保险时，保险公司往往要求被保险人先做体检，然后由保险业务员对其近5年的病史，及近1年的用药情况进行问询并做书面记录。如被保险人存在健康问题，保险公司可能拒保或需多交保费，为此被保险人为达到正常入保目的，往往在入保险时隐瞒自己病史。可是患者来院就医时，患者往往对接诊医生自然表述，有时甚至夸大病情引起医生重视，尽快给予治疗或住院，而忘记了对保险业务员的承诺。当出院后，保险业务员复印完病历，发现患者病史有前后矛盾之处而拒付保金时，患者来医院找医生，要求修改病历，达不到目的，就投诉医生记录病史有误，产生纠纷。

✲ 相关法律、法规

卫生部、国家中医药管理局关于印发《病历书写基本规范（试行)》的通知 **第三条** 病历书写应当客观、真实、准确、及时、完整、规范。

✻ 如何处理和避免

1．**详细询问病史** 医生在为患者诊治过程中，病史采集十分重要，患者有义务将其病史如实告知医生，以便医生分析病情，出具诊疗方案。面临社会上方方面面诱惑，有些患者可能由于个人原因或者利益，否认既往史或者家族史，这无疑对医生来说会增加不必要的医疗风险。如血友病患者隐瞒病史，医生选择了创伤性的检查或者治疗，结果导致出血不止。所以医生应告诉患者必须如实陈述自己的病史，隐瞒病史会造成不良后果等提示。

2．**患者对既往史签字确认** 临床医生发现患者既往史可疑不真实时，根据这种异常情况应再追问病史。避免麻烦和纠纷，可在书写病历后，请患者在既往史一栏中阅读确认符合后签字。

3．**追问病史对患者负责** 一旦发现患者所说病史不符，应本着对患者负责的态度，在患者签字后做相应的检查，如一女孩医生根据症状和腹痛怀疑异位妊娠，但是本人和其母都拒绝承认有性生活史，医生让其相关检查后证实怀孕，从而避免了误诊和患者的痛苦。

患者虚假陈述病史导致误诊、误治怎么办

✻ 患者有时也说谎

外科的李医生在门诊时遇到一对母女，母亲陪着不到20岁的女儿看病，原来女儿突然发生下腹部剧痛，经过询问病史、检查，李医生怀疑可能是宫外孕，但考虑到女孩还是未婚，便含蓄地问女孩是否有男朋友，女孩好像是因为疼痛没有回答，女孩的妈妈抢着说女儿还在上学，从来没有谈朋友，还质问李医生问这些干吗。李医生考虑到女孩病情紧急，并没有与母亲过多的解释，于是要求她们住院治疗并安排妇产科医生前来会诊，妇产科的医生在了解情况后同样也是怀疑宫外孕，于是便借故把女孩的妈妈支走了，在医生的追问下，女孩承认了以前曾与同学偷尝禁果的事实，但害怕父母的责备一直瞒着家里人，刚才因为母亲在场不敢承认这一事实。随后医生为女孩安排了急诊手术，母亲了解到真相后无言以对。

✻ 相关法律、法规

《中华人民共和国侵权责任法》**第六十条**　患者有损害，因下列情形之一的，医疗机构不承担赔偿责任：

（一）患者或者其近亲属不配合医疗机构进行符合规范的诊疗；

（二）医务人员在抢救生命垂危的患者等紧急情况下已经尽到

合理诊疗义务；

（三）限于当时的医疗水平难以诊疗。

《民法通则》**第一百零六条** 公民、法人违反合同或者不履行其他义务的，应当承担民事责任。公民、法人由于过错侵害国家的、集体的财产，侵害他人财产、人身的应当承担民事责任。没有过错，但法律规定应当承担民事责任的，应当承担民事责任。

《**最高人民法院关于审理人身损害赔偿案件适用法律若干问题的解释**》**第二条** 受害人对同一损害的发生或者扩大有故意、过失的，依照民法通则第一百三十一条的规定，可以减轻或者免除赔偿义务人的赔偿责任。但侵权人因故意或者重大过失致人损害，受害人只有一般过失的，不减轻赔偿义务人的赔偿责任。适用民法通则第一百零六条第三款规定确定赔偿义务人的赔偿责任时，受害人有重大过失的，可以减轻赔偿义务人的赔偿责任。

✲ 医生应当对患者陈述加以甄别

医生诊疗疾病，离不开询问病史。患者以及家属真实准确地叙述病史对医生正确地诊断起着至关重要的作用，对此，绝大多数患者都能够理解，但少数患者也许是真的记忆错误，或是回避隐私，或是有着什么不可告人的目的而向医生虚假陈述病史。

对于虚假陈述病史的患者，如果真的因此而发生误诊误治，患者应当为此自行承担责任。根据我国相关法律、法规的规定，承担侵权责任的前提是行为存在过错，而医生仅仅是依据虚假的陈述发生了误诊误治，并不能认为是在诊治中存在过错，在排除存在其他过错的情况下，可以推断误诊误治确系虚假陈述所导致，患者应当为误诊误治的后果自行承担责任。

随着循证医学的发展，临床工作中除了心理或精神疾病外，单纯依赖主观陈述进行诊断的病例在减少，医生也越来越依赖于各种客观检查的结果。由于每个人的记忆不可避免地出现偏差，主观叙述可能存在失真的情况，我们还是建议医生在诊断时应当尽量依据患者客观真实的体征指标，对于那些鉴别诊断存在困难的患者，需要依靠病史来进行区分的，一定要做好相关病历记载，对于特别关键的地方，有必要让患者或家属签字予以确认。

患者以别人的名字就诊怎么办

✻ 医保中的大问题

媒体报道：某市的社保部门对本市的定点医疗机构开展了一次明察暗访，在某医院，稽核人员发现一个女患者拿着贴有男性照片的医保病历进了一楼的内科诊室。接诊的是该医院的内科主任。“医生，给我开点阿莫西林、藿香正气胶囊，还有吗丁啉。”医生翻了一下证卡：“这不是你的卡吧。”“是我弟弟的。我的没带……”女患者还想再“解释”几句，却见医生早已在书写处方。不到两分钟，女患者就用“弟弟”的医保卡顺利拿到了一堆药。之后，一名女性稽核人员也拿着自己的证卡找到这位医生：“医生，我来给我老爸开点药。”本以为这么明显的违规要求会遭到医生的拒绝，没想，医生却一一照办。稽核人员当场作了现场检查笔录，发出询问通知书，责令医院限期整改。几家违规医院对当事医生和医保相关负责人作出了书面检查、通报批评、罚款等处罚措施。

✻ 相关法律、法规

《民法通则》**第九十九条**　公民享有姓名权，有权决定、使用和依照规定改变自己的姓名，禁止他人干涉、盗用、假冒。

《关于贯彻执行 < 中华人民共和国民法通则 > 若干问题的意见

（试行）》**第一百四十九条** 盗用、假冒他人名义，以函、电等方式进行欺骗或者愚弄他人，并使其财产、名誉受到损害的，侵权人应当承担民事责任。

✲ 冒用他人姓名是违法行为

患者冒名就医的目的各种各样，有的是出于保护个人隐私出发，用假名就医还情有可原，有的则是为了骗保，或栽赃陷害他人等不可告人目的，那就更不应该了。入院记录中的患者一般情况内容包括姓名、性别、年龄、民族、婚姻状况、出生地、职业、入院日期、记录日期、病史陈述者。目前，我国现行的法律和法规并没有要求实名就诊，医生一般也不会要求门诊患者出示身份证件，而仅仅根据患者的自述记载其个人身份信息。

实名制就医在我国尚属于新生事物，早在"非典"流行期间，为了更好地控制源头，防止疾病传播，北京就在医院尝试过实名制就医。近些年随着医保的普及，冒名就诊，骗保的事件时有发生，在很多地区都已经以政府规定或通知的形式要求参保人员实名就医，医生要对参保人员进行必要的身份核对，但以上也仅限于参保人员，医务人员对于就诊患者应当做到如实记载，对于医保参保人员应当按照要求核对。对于非参保人员也要尽到形式上的审核义务，对于那些性别、年龄与实际有明显差异的患者，医务人员可以向他主动提示虚假陈述的后果，也可以在有关病历中如实记载患者的有关陈述，对情节严重的也可以向上级或公安部门报告，那些无理取闹、干扰正常诊疗秩序的患者有可能会受到治安行政处罚。

检查途中病情加重怎么办

✲ 一些医院的“软肋”

某脑出血住院的患者，术后6天复查CT，在没有医护人员陪同的情况下，家属用手推车将患者推至CT室，途中患者病情加重，复查结果脑部再次出现新的出血病灶，病情加重最后死亡。患方认为医务人员没有陪同前往检查，也没有告知患者家属风险和注意事项，医方没有尽到医护责任，因此与医院发生纠纷。

✲ 相关法律、法规

卫生部颁布《医院工作制度》

四十九、特殊检查室工作制度

1. 特殊检查包括心电图、基础代谢、超声波、脑电图、脑血流图、肌电图、超声心动图、内窥镜、肺功能检查等。

2. 需作检查的病员，由临床医师填写申请单，必要时经有关医师检诊同意。检查前应详细阅读申请单，了解病员是否按要求做好准备。危重病员检查时应有医护人员护送或到床边检查。需预约时间的检查应详细交待注意事项。发现有患传染病患者，应排于最后检查，检查完毕严密消毒仪器和用具。

3. 及时准确报告检查结果，遇疑难问题应与临床医师联系，共同研究解决。

4. 严格遵守操作规程，认真执行医疗器械管理制度，注意安全，定期保养、维修，并对机器进行检测。

5. 各种检查记录应保管好，建立档案，经过批准和登记手续后才能借出。时应由医师携带急救药品陪同检查，对不宜搬动的病人应到床旁检查。

✻ 怎样避免在检查过程中的风险

1. 建立和健全陪检制度

作为医院服务管理制度中的内容之一，陪检制度已经日益受到重视。有的医院服务制度中明确规定："住院危重病人离科检查或治疗时，主管医师须携带必要的抢救药品等全程陪同"；北京一些医院也随处可见穿蓝色大褂的陪检员，"住院的病人大都病情比较严重，自己去做检查比较困难，陪检员是我们设立的专门人员，既省时又省力，方便了患者"等等，许多原因都已经实行了陪检制度。

2. 相关科室配备必要的抢救设备

相关检查科室要配备简易人工呼吸机、急救药品、氧气等抢救设备，特别是科室之间交界空档处，是人员发生问题并且缺乏管理，无明确职责的地方，医院管理者应特别注意，以保障本人安全。

3. 尽到医疗告知义务

患者需要做特殊检查，在知情同意书中医护人员应当明确告知家属风险情况，并告诉家属一旦出现情况的处理和配合，如果医护人员没有尽到提醒告知的义务，没有做好在检查途中发生意外和病情加重处理的准备，那么一旦出现损害后果，医院就要承担相应的法律责任。

4. 确保患者检查中安全

当病人因病情需要进行相关医技检查或特殊检查时，应根据实际情况决定是否需要陪检；对危、急、重及行为不便的住院病人均必须陪检。采取适宜的陪送方法（平车、轮椅等），必要时随带急救物品。途中，陪检人员应严密观察病人病情，注意道路、车辆、搬运器材的搬运方法和速度。发生意外时积极抢救。

医院的门诊病历丢失怎么办

✻ 医院门诊病历管理亟须加强

患者凌某在北京市某医院就诊，十几年间一直是凌某每次挂号后从病案室取出其公费医疗病历，但最近一次凌某再次去该医院就诊时，被院方告知说其病历“不见”了。凌某认为自己的病历由医院保管，医院应当对其丢失负赔偿责任，遂以侵权为由诉诸法院，请求判令该医院公开赔礼道歉，并赔偿其精神损失6000元。

法院经审理后认为，凌某与该医院之间属于医疗服务合同关系。根据国务院卫生行政部门的相关规定，医疗机构应当妥善保管病历资料。而根据我国《民事诉讼法》关于医疗纠纷举证责任倒置的特殊规定，被告方如果不能证明病历不是在其保管下丢失就要承担对己方不利的举证责任。但是，病历是患者到医院就诊的医学资料，所有权应当归属医院，患方无权主张病历的所有权。因此，被告方丢失原告病历的行为不构成对原告人身权和财产权的侵害，其诉讼请求于法无据，予以驳回。

✻ 相关法律、法规

《医疗机构病历管理规定》**第四条** “在医疗机构建有门（急）诊病历档案的，其门（急）诊病历由医疗机构负责保管；没有在医疗机构建立门（急）诊病历档案的，其门（急）诊病历由患者负责保管。住院病历由医疗机构负责保管。”

《医疗机构管理条例实施细则》**第五十三条** “医疗机构的门诊病历保存期不得少于十年，住院病历的保存期不得少于三十年。”

✲ 门诊病历要妥善保管

1. 病历所有权的归属

那么医院丢失病历的行为属不属于侵权呢？首先，要明确病历的所有权，门诊病历是医院在患者就诊的医疗过程中的资料，是医疗机构的业务技术档案，具有为人类疾病科研的价值，且由医疗机构负责保管的资料，所有权属于医院，患者对此不享有所有权。门诊手册则是医务人员记录后，由患者保存的病历资料，所有权应归属患者。

2. 病历是诉讼的重要证据

病历已经由传统的医疗文书演变成了医疗法律文件，病历对医患双方在纠纷中都具有重要的意义。所以，医疗机构必须配备专人负责病历和病案的保存与管理工作，以保全这一证据，在发生医疗诉讼中重要的举证作用。

3. 建立健全病历管理制度

医疗机构必须对门诊病历设立管理流程，应有专门工作人员传递病历，避免在患者就诊过程中病历丢失或缺损。如果患者以医院门诊误诊造成损害发生赔偿纠纷时，医院病历丢失就不能举证，那么就要承担举证不能的不利后果。

救治后患者拒绝缴费怎么办

✲ 救治后不缴费是什么行为

某医院收治了一个因交通事故导致脑外伤的危重患者。虽然尽全力做了脑部清创手术等抢救措施，但由于伤情严重，患者一直处于昏迷状态。该患者家属以医院没尽到医护责任，存在医疗过错为由，拒绝缴纳医疗费，后来患者清醒但留下肢体功能障碍后遗症，家属也拒绝出院。医院的救死扶伤不但没有得到患者及其家属的认可，反被倒打一耙，既不出院也不交医疗费，使医院背上不该有的负担。

上述案件很多医院会遇到，被110紧急送至医院的患者，有时家属尚未到场、基于医院的人道义务，而又必须立刻实施救治，未签订医疗服务合同（即没有挂号、也没有缴纳住院费等相关费用）就先行救治，这种救死扶伤的行为符合医患间服务合同的法律关系，如果患者及家属以种种理由拒绝缴纳医疗费用，那么，患方这种行为就属于违约行为。

✲ 相关法律、法规

《合同法》**第六十条**　“当事人应当按照约定全面履行自己的义务”；**第一百零七条**　“当事人一方不履行合同义务或者履行合同

义务不符合约定的，应当承担继续履行、采取补救措施或者赔偿损失等违约责任”；**第一百零九条** “当事人一方未支付价款或者报酬的，对方可以要求其支付价款或者报酬”。

✲ 对拒不缴费的应对措施

1. 首先实施积极抢救

医疗机构在紧急情况下的救治义务属于法律规定的“强制缔约义务”。既为“强制缔约”，前提就是有“约”的存在。可推知，根据法律的规定，在患者一方病情急危的情况下，医院履行紧急救治义务，在医患双方之间就已经成立了一个医疗服务合同，医患双方也都要受这个合同的约束。既然有合同约束，患方就应该恰当履行合同义务。在医疗服务合同中，患者的义务之一就是缴纳医疗费用，患方应当履行这些义务，一旦违约，将承担法律责任。

2. 患方违约，医院有权起诉

医院对患者实施了医疗行为，就构成了医疗服务合同关系，患方应当按照医疗服务合同的约定支付相应的费用。如果每个患者都以“医疗服务存在瑕疵”理由拒绝缴纳治疗费用，医疗机构的运行将无法正常进行，何谈其“公益性”。因此，要想让医院发挥其社会效应，患方更应当履行自己的义务，如果继续拒绝缴费，那么医疗机构就可依法维权，必要时起诉，以保护医院的合法权益。

3. 采取防范逃费措施

对急诊患者或者家属在抢救的同时，应该询问基本情况，要求出示身份证等有效证件，并详细记录证件上的全部信息，必要时要求提出担保人，要求担保人的详细个人信息和通讯方式。同时，医院的保安人员对患者的财物和交通工具等给以保护，对交通肇事者要立即报警，请求交警到医院处理。

家属不能控制发作的精神病患者怎么办

✲ 就诊时精神病发作

某精神病医院门诊，一名女精神病患者在她妹妹的陪同下来看门诊。男医生在问患者病情时，女患者突然情绪激动，指着男医生责问："你干嘛看着我，你这个色狼，你必须跟我说清楚！"无论医生护士如何解释，患者都认为医生是色狼对其轻薄，患者的妹妹劝说也无效，搞得医生无法正常门诊。患者不依不饶，竟然报警说男医生调戏她，管片民警来到医院了解情况后，先让医生回避，然后在反复劝说下，患者才离开医院。数日后，患者又在妹妹陪同下来医院看门诊，刚好又遇上先前那位男医生坐门诊，患者再次大吵大闹，其妹妹毫无办法，无法控制患者。由于严重影响了医院的正常门诊，所以医院拨打110报警。民警到场后，费尽口舌，又哄又劝，费了九牛二虎之力，才把患者劝走，医院门诊恢复了正常秩序。

精神病是一种特殊疾病，有时因为疾病的原因，患者会对异性产生不正常的感情，如爱慕、憎恨等。由于精神病患者在发病期间，不能辨识自己的行为，因此病人对其行为后果可以不承担法律责任。医生具有医学专业知识，能够识别精神病患者的精神症状，因而，不论精神病患者做了什么事情，医生都要把他看成患者，要明白他的行为是疾病的一部分，是在症状的支配下出现的。不能以正常人的标准来衡量精神病患者的行为。女患者说男医生调戏她，显然是疾病的一部分内容，并不是事实。而医生也不能把患者的话当做一件真事来处理，而是要当做一个病症来治疗。问题在于，患者有一个症状是针对该男医生的，因而该男医生很难再按普通情况来给这位女患者治病了。

✻ 相关法律、法规

《北京市精神卫生条例》**第三十三条** 精神疾病患者的监护人或者近亲属应当履行下列职责：

（一）妥善看管、照顾精神疾病患者，防止其伤害自身、危害他人或者社会；

（二）根据医嘱，督促精神疾病患者接受治疗，为需要住院治疗的患者办理住院手续；

（三）为经诊断可以出院的精神疾病患者办理出院手续；

（四）帮助精神疾病患者接受康复治疗或者职业技能培训；

（五）法律、法规规定的其他职责。

✻ 处理方法

1. 提醒陪同家属，请家属中有控制能力的人控制患者，避免患者伤及他人或毁坏物品。一定要把握住“有法可依，不伤病人”的原则。

2. 如现场的家属确实没有能力控制患者，那么家属可以拨打110 报警，由民警来现场控制患者。

3．家属也可以委托医院来控制患者。应当由患者的监护人签署委托授权书、知情同意书后，医院再安排工作人员控制患者，否则医院不能擅自限制患者的自由。

4．医院接受患者家属的授权委托、对患者实行控制时，应注意不要让患者受到伤害。这需要医院安排有经验的工作人员来控制患者，如护理工作人员等。

5．如果就诊患者在家属监护下损坏了医院的医疗设备或发生伤人事件，那么医院有权利向家属提出赔偿要求。

患者拒绝做辅助检查怎么办

✲ 患者拒绝辅助检查要分析原因

临床上无论门急诊还是病房，有时会碰到这样的情况：医生认为患者应该做某些辅助检查，而患者以种种借口拒绝，还执意要求医生给出治疗方案，这无疑增加了医疗活动的风险。如果没做辅助检查，患者用药后病情好转或治愈，患者会认为“其实根本就不用检查，医生就是为了多创收嘛”；如果用药后病情不见好转，回过头去再做检查，重新诊断治疗，患者会说“当初医生也没说清楚呀，咱也不是大夫，哪儿懂这些呀”。面临循证医学的要求，患者又不想多做检查，医生处于两难的状态。

✲ 应对措施

1. 有效沟通和告知　医生在初步询问病人症状、病史及体格检查后，认为患者需要进一步检查，应该向患者说明检查项目的名称、主要目的、所需时间、大致费用、对下一步诊治的意义、有无不利影响等。如果患者方因种种理由拒绝做相应的检查，医生应该再次耐心地给患者解释，让患者最大程度理解医生的想法，力求达成共识，让患者接受做检查的建议。

2. 常规检查要进行　按照循证医学要求的医疗规范，对不同的疾病进行的常规检查一定要完成，现代医学医生对自己做出的诊疗意见，必须有依据支持，如果没有，一旦出现医疗损害和医疗纠纷，就没有证据证明你的医疗行为是否符合医疗规范的要求，所以对于常规检查一定要进行，这对患者和自己都是保护的措施。

3. 特殊检查尊重患者选择权　对于某些疾病的特殊检查和特异性检查（包括高费用检查），就必须征得患者或者家属的意见，如果患方拒绝检查，医生应该在告诉该项检查的意义和目的的同时，应该给出其他供选择的替代方案，供患者和家属选择；

4. 患者拒绝检查造成损害后果自己要担责　患者拒做检查引起诊疗上的困难或者不能做出诊断时，应在病历（包括门诊手册或住院病历）中如实记载，并以“病情告知书”或“检查知情同意书”的形式告知患者，请患者或家属签字。这样，只要尽到告知义务，患者也充分履行了其选择权和同意权，一旦出现了医疗纠纷，医生就可以举证自己尽到了医疗责任。

患者要求多开药怎么办

✻ 要求多开药的原因

临床上医生经常遇到一些患者要求多开一些药，主要是以下几种：①慢性病患者需要长期服某一种或几种药，虽然不远，但也不愿频繁跑来开同样一种或几种药；②患者需要长服一个阶段药物，但驻地离医院较远，甚至在外地，不方便频繁来诊；③患者一人开药，回去多人使用；④公费患者搭车开药。对于医生按规定开药，患者就会不满，嫌医生不顾及患者的情况，故意让患者多跑几趟医院，多挂几次号，好多挣些挂号费。

✻ 相关规定

北京市医保、公费医疗管理部门对用药的规定：对于门诊患者，急性病不超过三日药量，慢性病不超过七日药量，行动不便可开2周药量。患高血压、糖尿病、冠心病、慢性肝炎、肝硬化、结核病、精神病、癌症、脑血管病、前列腺肥大十种病，且病情稳定需长期服用的同一类药物，可开不超过一个月的药量。

住院患者，不论病种，出院带药只限于在院治疗期间使用过且出院还需继续使用的口服药，一般最多只能开7天的量，行动不便可开2周药量。服用中药汤剂的患者，汤剂限量7剂，最多不超过 14 剂。超量开药，医保就会拒付，情节严重的，有可能暂停或取消医院的医保定点资格。公费医疗的患者也参照医保的规定执行。

✲ 怎样对待要求多开药的患者

1．耐心解释，按照规范用药

遇到医保或公费医疗患者，医生应尽量耐心地给患者宣讲相关规定，说明有关规定和医保管理部门的监测，门诊患者超量部分的费用还会被影响到报销，住院患者的费用会拒付给医院。对情节严重或超量金额过大的医院，医保管理部门最终会取消医院的医保资格，这对医院将是重大损失，也会给患者带来极大的不便。一般情况下，经过医生的耐心宣讲，患者都会理解。

2．特殊药品要严格执行规定

如果为患者开的是毒麻药品、精神药品等特殊品种的药物，一定要在核对好相关证件、证明材料后，在病历上如实记载，并不能超过规定的限量，即便是自费的患者也不例外。

3．给予用药的医疗指导

如果患者确因种种原因，比如出差、出国较长一段时间，或常驻地在外地，不能频繁复诊，需要多开些药，医生首先应按照规定的量为其开具药物，然后可以建议患者再自费购买一些药物，或者请在本地的亲友定期来为其取药。

发生医疗意外怎么办

✲ 什么是医疗意外

医疗意外的发生，指医疗机构在对患者的诊疗护理过程中，不是出于故意或过失，而是患者自身病情异常或者体质特殊所致的损害，不良后果的发生是现代医学科学难以预料和防范。特征：一是患者死亡、伤残或功能障碍等不良后果发生在诊疗护理过程中；二是不良后果的发生，是患者病情异常或其体质特殊所引起的。

医疗意外是由于不能抗拒或不能预见的原因导致患者发生难以预料和防范的不良后果的情况。所谓不能抗拒的原因，是指医务人员以自身的能力和技术条件，不能防止和阻断损害后果的发生。所谓不能预见的原因，则是指医务人员根据自身的专业知识和技能，在当时的条件和情况下无法预见。

构成医疗意外的要件：

1. 患者损害后果的发生必须是在诊疗护理过程中，如果不是发生在诊疗护理过程中，则不属于医疗意外的讨论范围。

2. 患者损害后果的发生是由于患者病情异常或者患者体质特殊造成的，是医务人员在常规医疗工作中难以预料和防范的。

3. 客观上发生了患者死亡、功能障碍等不良后果。如果没有发生损害结果，就不在医疗意外讨论的范围。

✲ 相关法律、法规

《医疗事故处理条例》**第三十三条** 有下列情形之一的，不属于医疗事故：

（一）在紧急情况下为抢救垂危患者生命而采取紧急医学措施造成不良后果的；

（二）在医疗活动中由于患者病情异常或者患者体质特殊而发生医疗意外的；

（三）在现有医学科学技术条件下，发生无法预料或者不能防范的不良后果的；

（四）无过错输血感染造成不良后果的；

（五）因患方原因延误诊疗导致不良后果的；

（六）因不可抗力造成不良后果的。

第四十九条 医疗事故赔偿，应当考虑下列因素，确定具体赔偿数额：

（一）医疗事故等级；

（二）医疗过失行为在医疗事故损害后果中的责任程度；

（三）医疗事故损害后果与患者原有疾病状况之间的关系。不属于医疗事故的，医疗机构不承担赔偿责任。

✲ 如何防范医疗意外

1. 疏忽大意导致的损害不属于医疗意外

疏忽大意的过失与医疗意外有相似之处，二者都是对不良后果的出现没有预见，但二者又有严格的区别。医务人员对损害事实的出现应当预见和能够预见却没有预见到，例如某医院住院患者，门诊病历记录对青霉素过敏，而住院医师开出了青霉素皮试，结果在皮试过程中发生过敏性休克，导致死亡，这是典型的疏忽大意过失，不是医疗意外，要承担法律责任的；只有医务人员按照医疗规范对危害后果的发生不能预见或难以预料的属医疗意外。另外，对能够预见和难以预料的判定，还应当根据医务人员的资质、客观技术条件和岗位责任制的要求来判定。

2. 做好医疗意外抢救准备

医务人员必须认真做好：一是有效的沟通和告知：相关医疗行为实施前将可能发生的严重后果告诉病人及其家属，签署知情同意书；其次是相关诊疗行为的选择对病人的病情是否适当，严密观察异常征象；三是意外发生时抢救措施是否及时、抢救措施是否到位，必要的抢救器材及抢救药物是否准备妥当，如果这些都做到了，那么医务人员应当是免责的。

3. 购买医疗意外责任保险

中国人保财险公司北京分公司，已经开展了医疗意外的责任保险业务，其保费占医疗责任险保费的35%。这样一旦出现医疗意外，将由保险公司承担赔偿责任，对医疗机构和医务人员无疑减少了后顾之忧。参加医疗意外保险才是目前解决医疗意外纠纷的有效防范措施。

一年后提起医疗纠纷怎么办

✲ 家属为什么又提起纠纷

随着医患关系紧张的程度不减和公民法制意识的提高，出现了许多医疗纠纷案例是在发生医患关系后一年以上，甚至十几年、二十几年前的事情，使医院感到很困惑，这类案子目前呈上升趋势，并且已经占有一定的比例。

案例1：一产妇1995年在北京某医院剖腹产后发现新生儿额头有一刀痕，当时与医院交涉，经双方协商同意医院赔偿家属人民币2000元。2007年家属又到医院交涉，诉说孩子额头的刀痕现在大了，影响孩子的美观，要求医院给予再次赔偿。

案例2：王某2005年7月14日在北京市某医院进行产前检查，建立定期孕检档案。2005年8月10日产检王某乙肝五项化验报告单患有乙肝“大三阳”。被告医院没有告知病情及相应的医疗处理，2005年12月10日王某在被告医院分娩一男婴，被告医院没有按照乙肝阻断的医疗规范对孩子进行医疗防范。2008年7月入托前体检时发现乙肝，经医院检查诊断为“病毒性肝炎，乙型，慢性”，随即进行住院治疗，家属于2009年3月提起诉讼。

✲ 相关法律、法规

《民法通则》**第一百三十六条** 下列的诉讼时效期间为一年：

（一）身体受到伤害要求赔偿的；

（二）出售质量不合格的商品未声明的；

（三）延付或者拒付租金的；

（四）寄存财物被丢失或者损毁的。

《医疗事故处理条例》**第三十七条** 发生医疗事故争议，当事人申请卫生行政部门处理的，应当提出书面申请。申请书应当载明申请人的基本情况、有关事实、具体请求及理由等。当事人自知道或者应当知道其身体健康受到损害之日起一年内，可向卫生行政部门提出医疗事故争议处理申请。

《中华人民共和国民法通则若干问题的意见》**第一百六十八条** 人身损害赔偿的诉讼时效期间，伤害明显的，从受伤害之日起算；伤害当时未曾发现，后经检查确诊并能证明是由侵害引起的，从伤势确诊之日起算。

《最高人民法院关于审理民事案件适用诉讼时效制度若干问题的规定》**第四条** 当事人在一审期间未提出诉讼时效抗辩，在二审期间提出的，人民法院不予支持，但其基于新的证据能够证明对方当事人的请求权已过诉讼时效期间的情形除外。

✲ 应对措施和办法

1. 超过时效医院可行使抗辩权

按照法律规定，患者身体健康受到损害之日起一年内，可向卫生行政部门提出医疗事故争议处理申请或者提起诉讼。如果超过一年患者起诉，那么医方就可行使抗辩权，使对方的请求不被法院支持，以达到胜诉的效果。医院在接到法院应诉传票后，首先审查是否超过诉讼时效，因为法院不会主动适用诉讼时效规定进行裁判，即当事人未提出诉讼时效抗辩，法官明知超过诉讼时效，也不对此问题进行释明。

2. 诉讼时效从当事人知道之日计算

案例：当事人在当时孩子额头看到刀痕时就与医院发生了交涉并已经进行了协商处理，之后10年内没有提出，10年后再次提出，已经超过诉讼时效，医院可以据此抗辩，如果起诉法院受理后患者也不能胜诉。案例2的情况就不同，虽然过了3年，因为她知道孩子的“乙肝”是在入托体检是发现的，所以，她可以提起诉讼，她的诉讼时效从得知孩子疾病确诊之日计算。

3. 法院不支持医方二审提出时效抗辩

医疗机构在行使诉讼时效的抗辩应当在一审中提出，二审提出的，一般不予支持。因为诉讼程序机制的建构，实质上蕴涵着通过构筑正当程序以保证私权争议获得公正裁判的诉讼理念。如果任由义务人在任何审理阶段均可行使诉讼时效抗辩权，则将出现法院无法在一审审理阶段固定诉争焦点，无法有效发挥一审事实审的功能，产生损害司法程序的安定性、司法裁决的权威性、社会秩序的稳定性等问题。因此，司法解释结合我国民事诉讼法的相关规定对诉讼时效抗辩权的行使阶段进行了限制。

鉴定为医疗事故当事医生怎么办

✲ 医疗事故要不得

2003年12月24日，某医院医生付某，在为患者郑某做剖腹产手术时违反操作规程，在未通过器械护士和巡回护士的情况下，擅自下手术台从敷料储槽取一块纱布垫（39厘米×18厘米），放置在受害人郑某被打开的腹腔内，用于挡肠管。关闭腹腔前，因肠翻转导致这片纱布垫被遮挡，致使遗留在郑某腹腔内。术后，受害人郑某出现腹痛、腹胀且长时间不能缓解，于2004年1月8日到某县医院就诊。经县医院剖腹探查，发现了这片被遗留的纱布垫，同时发现受害人郑某继发十二指肠悬韧带下170厘米小肠全部变黑坏死，不得不切除其约70%的小肠，使受害人存有因短肠所致的营养吸收障碍。这起事故经医学会两次医疗事故技术鉴定，均鉴定为二级丁等医疗事故。后经公安机关侦察、检察机关提起公诉，某县法院对该刑事案件进行了审理。

法院认为，被告人付某作为主刀医生，对工作严重不负责任，违反操作规程，造成受害人小肠坏死被切除约70%，属于二级丁等医疗事故，严重损害了受害人的身体健康，其行为已经构成了医疗事故罪。鉴于被告人认罪态度较好，其辩护人提出从轻处罚的意见予以采纳，法院对这起全市首例医疗事故罪案作出一审判决，被告医生付某被判处有期徒刑1年6个月，缓刑2年。

✻ 相关法律、法规

《中华人民共和国刑法》**第三百三十五条** 医务人员由于严重不负责任，造成就诊人死亡或者严重损害就诊人身体健康的，处3年以下有期徒刑或者拘役。

《医疗事故处理条例》**第四条** 根据对患者人身造成的损害程度，医疗事故分为四级：一级医疗事故：造成患者死亡、重度残疾的；二级医疗事故：造成患者中度残疾、器官组织损伤导致严重功能障碍的；三级医疗事故：造成患者轻度残疾、器官组织损伤导致一般功能障碍的；四级医疗事故：造成患者明显人身损害的其他后果的。

具体分级标准四级12等：一级，甲、乙；二级，甲、乙、丙、丁；三级：甲、乙、丙、丁、戊；四级。医疗责任的四级划分：完全、主要、次要、轻微。

完全责任：必须是医疗机构违法违规违法诊疗护理规范，患者伤害后果完全由过失行为所致。

主要责任：患者伤害后果主要由医疗机构的过失行为所致，患者原发疾病和其他因素（经费、人为干扰）起次要作用。

次要责任：患者原发疾病和其他因素是造成伤害后果的主要原因，医疗机构过失行为在患者的伤害后果中起次要作用。

轻微责任：患者原发疾病和其他因素是造成伤害后果的绝大部分的因素，医疗机构的过失行为起轻微作用

《医疗事故处理条例》**第五十五条** 医疗机构发生医疗事故的，由卫生行政部门根据医疗事故等级和情节，给予警告；情节严重的，责令限期停业整顿直至由原发证部门吊销执业许可证，对负有

责任的医务人员依照刑法关于医疗事故罪的规定，依法追究刑事责任；尚不够刑事处罚的，依法给予行政处分或者纪律处分。

对发生医疗事故的有关医务人员，除依照前款处罚外，卫生行政部门并可以责令暂停6个月以上1年以下执业活动；情节严重的，吊销其执业证书。

✻ 鉴定为医疗事故后的处理

一旦鉴定为医疗事故，当事人可以直接报案追究刑事责任，经公安机关侦察后、检察机关提起公诉，法院按照刑事案件进行审理。根据情节严重程度依法追究刑事责任。这对医生的执业生涯是一个非常严重的问题，甚至是致命的打击，所以，一旦被鉴定为医疗事故应引起高度重视，和妥善的处理。

首先对医疗事故鉴定在 15 日内提出异议，可以从医疗事故鉴定程序是否合法、内容是否属实、鉴定理由是否充分等方面进行抗辩，提起上一级医学会再次鉴定。

其次，如果再鉴定仍为医疗事故，应坦诚的与患者或者家属交流，就所发生的事情深刻反省和检讨，以取得当事人谅解，最好表示不追究刑事责任。但是，往往当事人不谅解，甚至敌意，这可能需要选择好中间人来做工作，事情虽然不好处理，但是这一步非常重要。

再则，经济赔偿是通过双方自行协商或卫生行政机关主持调解，根据在医疗事故中的责任大小，给予适当的经济赔偿，以此平息当事人的气愤和诉讼请求。通过上述处理事情了解后，当事医生要记取和总结血的教训，前车可鉴以儆后人。

最后，如果当事人执意追究刑事责任，那么医生应聘请医学律师，准备辩护材料，并主动认识所犯错误，以求法官的从轻量刑。

诉讼中举证责任倒置怎么办

✲ 举证不能　医院败诉

举证责任是指当事人对自己提出的主张，有提出证据并加以证明的责任。它的内容，一是行为责任，就是由谁举证，二是后果责任，就是举证不能和举证不足的后果究竟由谁承担。具体包括：①当事人对自己提出的主张，应当提出证据；②当事人对自己提供的证据，应当加以证明，以表明自己所提供的证据能够证明其主张；③若当事人对自己的主张不能提供证据或提供证据后不能证明自己的主张，将可能导致法院对自己不利的裁判，即承担败诉的结果。

某医院因熟人关系，在没办理住院手续的情况下在该院分娩一女婴。该女婴没有任何分娩记录。出生 10 天后因黄疸持续不退再入该院，间接胆红素高达 335.1mg/dl。患儿二月起因哭闹不安、尖叫、四肢僵硬做 CT 片示：先天性大脑发育不良。患儿 10 个月时到北京儿童医院诊断为：脑瘫。于是，患儿家属向法院起诉要求赔偿。2004 年 9 月 7 日该市中级人民法院认为“因被告不能举证证明其医疗行为与原告的脑瘫不存在因果关系，也不能举证证明其无过错，故只能推定被告医疗行为与原告的脑瘫存在因果关系，且其医疗行为存在过错”一审判决医院赔偿 65 万元。

✲ 相关法律、法规

《最高人民法院关于民事诉讼证据的若干规定》**第四条第（八）**

款第八项规定：“因医疗行为引起的侵权诉讼，由医疗机构就医疗行为与损害结果之间不存在因果关系，及不存在医疗过错承担举证责任。”

所谓医疗纠纷举证责任倒置，就是受害人在因果关系和过错的要件上不必举证证明，而是由法官推定，受害人只需证明自己在医院就医期间受到损害就行，而医疗机构要向法院出示证明自己的行为与损害结果之间不存在因果关系以及没有发生医疗过错的证据，如果医疗机构对此举不出证据，将要承担败诉的责任，并对患者的损失给予赔偿。当然，举证责任倒置并不意味着医疗纠纷中由医疗机构承担全部的举证责任，医疗机构应就医疗行为与损害结果之间不存在因果关系及医疗过错承担举证责任，而患者应就存在医疗行为给其带来的损害后果承担举证责任，同时患者也拥有证明医疗行为与损害结果之间存在因果关系及医疗机构存在医疗过错的举证的权利。

✲ 举证责任包括哪些内容

1. 对自己没有过错需要哪些证明

使用以下证据来证明没有过错：病历资料，证明实施正确医疗过程；知情同意书签字，证明履行了告知义务；尸体解剖报告、医疗事故和司法鉴定结论，证明患者基础疾病；你的医疗行为遵循的法律、法规和医疗规范；医疗事故鉴定结论；第三人证明和依据、封存的实物和药物鉴定结果，以及患者不配合治疗的证据等。

2. 对不具有因果关系的证明

对患者治疗经过的论述，如：临床医生要按照技术规范，实施的医疗行为依据来源于，《实用内科学》第几版，人民卫生出版社，第几页，证明什么问题；要给法官提供这些完整的病历、相关法规、医学文献资料，以及对患者的损害不具有因果关系的证明。

3. 有些不负医疗责任的情况也要举证

损害结果是抢救行为所造成的；损害结果属于意外；损害结果是医疗机构无法预料的原因造成的或医疗机构确实不能防范的；后果是无过错输血感染造成的和损害后果是患者及其家属延误诊疗造成的，这些也需要医方提出证据。

4. 举证责任可以转移

举证责任是可以转移的，需要律师的辩护技巧，医疗事故的举证责任倒置中，作为被告的医院一方，使用上述证据，以及医疗事故鉴定结论，就其行为的科学性、及时性、没有过错的事实承担举证的责任，提出相关证据和推理，最后得出没有过错的结论，对方不同意并提出主张时，那么就由对方举证。

5. 医疗事故和司法鉴定

医疗事故鉴定是医方最重要的举证，因为法官不懂医，在审理过程中，法官对医方提供的医疗法规、规范及文献，基本是既不认定也不否定，而他们最后采用的是医疗事故鉴定和司法鉴定结论，而司法鉴定往往是患方提出，而又容易鉴定有过错的证据，所以医疗事故鉴定是医方的最重要举证和抗辩。

医方要使用好医疗事故鉴定这个结论作为举证的重要手段，一旦患方起诉后，首先要申请医疗事故鉴定，这是法律赋予医方的抗辩权，优先于司法鉴定的程序，如果医方不提出医疗事故鉴定或者不同意做医疗事故鉴定，法庭将认为医方不能举证，并承担不利和败诉的后果。

6. 哪些证据举证最有利

（1）物证：医疗纠纷案件中的物证主要是指医疗工作中的治疗用具，比如注射针头、针管、输液管、输血袋、治疗使用的药品、医疗器械等。这些物证是医疗纠纷中广泛使用的一种证据，具有较强的客观性、稳定性。在患者及其家属同医疗单位对医疗护理过程中发生的不良后果产生纠纷时，要对医疗现场实物进行收集、保留和查封，不得对这些实物再使用或毁坏。对于一些易发生腐坏的物质如血液制品，必须要采取有效的措施，妥善保管。

（2）病历：是民事诉讼中的书证。病案是指病人在门诊、急诊、留观室及住院期间全部医疗资料的总称，是关于患者和疾病的诊疗过程中第一手重要的原始记录，是具有法律效力的正式医疗文书。在发生医疗纠纷之后，病案是医疗行政部门和法院确认医疗单位诊疗措施是否正确，认证医疗过失的重要证据。在进行医疗事故鉴定时，医疗机构提交的有关医疗事故技术鉴定的病案材料应当包括下列内容：①住院患者的病程记录、死亡病例讨论记录、疑难病例讨论记录、会诊意见、上级医师查房记录等病历资料原件；②住院患者的住院志、体温单、医嘱单、化验单（检验报告）、医学影像检查资料、特殊检查同意书、手术同意书、手术及麻醉记录单、病理资料、护理记录等病历资料原件；③抢救急危患者，在规定时间内补记的病历资料原件；④封存保留的输液、注射用物品和血液、药物等实物，或者依法具有检验资格的检验机构对这些物品、实物作出的检验报告；⑤与医疗事故技术鉴定有关的其他材料。在医疗纠纷案件中，即使不构成医疗事故，上述病案资料也是医疗机构应当向法院提供的证明医疗行为与损害结果之间不存在因果关系及医疗过错的重要证据。

（3）尸检报告：属于证据学中鉴定结论的一种。尸检对判明死因具有特殊意义，特别是对于那些因死因不明、因疑难疾病致死而发生的医疗纠纷就必须进行尸体解剖，尸检给医学技术鉴定和司法裁决提供直接的证据，达到了最终明确诊断、分清是非的目的。由于尸体的组织细胞会发生自溶和腐败，因此尸检必须在法定的时限内、由具备法定资格的人员实施才能得到可靠的、科学的结论，以充分发挥尸检结果在解决医疗纠纷案件中的证据作用。

（4）医疗事故鉴定和司法鉴定结论：二者鉴定结论就诉讼而言，属专家证言，是具有证据效力的技术依据，是民事诉讼证据之一。医疗机构可将“不构成医疗事故、医疗行为与损害结果之间不存在因果关系、损害与医疗行为之间没有过错”的鉴定结论作为有利于自己的证据向法院提交。

（5）视听资料、证人证言和勘验笔录：这三种也是民事诉讼的证据形式，根据案情的需要也可在医疗纠纷案件诉讼中使用。

医疗纠纷“私了”后患方又反悔怎么办

✲ 纠纷“私了”后又起纠纷

南京某医院因一起医患纠纷，与死者家属签署了一份未经公证的“协议”。双方协商自愿达成了四条共识：①乙方拒绝进行尸检所造成的后果，甲方不承担任何责任；②甲方在死者的整个医疗过程中无诊治不当、差错事故和责任事故；③鉴于乙方家庭困难，甲方出于同情，给乙方一次性经济补助费4万元；④此协议为一次性处理结果，今后双方不得以任何理由对此纠纷协议提出任何异议。私了协议医院盖了公章，患方签字和手印，但没有进行公证处的公证。事隔一个月患方反悔了，又将医院告到法院。

✲ 相关法律、法规

《民法通则》**第三条**　当事人在民事活动中的地位平等。**第四条**　民事活动应当遵循自愿、公平、等价有偿、诚实信用的原则。

所谓的“私了”其实质是和解协议书，是一种民事行为，这种行为如果公平合法、符合法律和国家政策的规定，“私了”是被允许的，作为一种民事纠纷，而双方当事人又完全是出于自愿，不与社会公德相悖，同时也不损害第三方的利益，是可以采用的。但对这种“私了”协议的法律效力和法律地位，法律上并没有明确的界定。通常情况下，双方都能执行，它就有法律效力，反之则不起作用，一方如果觉得协议不公平、不合理可以反悔、推翻。

✲ 医疗纠纷和解协议的前提

1. 医院的医疗行为确有过错；
2. 患方提出的要求基本合理可以接受；
3. 没有医疗责任保险的基层医院；
4. 其他适合和解处理的情况；
5. 医院认为其他可以和解的纠纷。

✲ 和解协议书的制作

和解协议书范例

甲方：某医院

乙方：某某　　通讯地址　　身份证号　　联系方式

鉴于患者某某曾于×× ××年　月　日至×× ××年　月　日在甲方处住院治疗，甲、乙双方因患者医疗问题发生争议，现自愿通过协商解决；

甲、乙双方本着平等、自愿、诚实信用的原则，根据《医疗事故处理条例》及相关法律法规，经充分协商，达成本协议如下，共同遵照执行。

第一条　乙方对甲方的医疗行为存在的问题如下：

1. ×××××

2. ×××××

3. ×××××

4. 其他

（也可以用时间来确定此协议内容的范围，如在　年　月　日到　年　月　日期间发生的事情，对所纠纷的内容和时间进行定义。）

第二条　甲方对乙方提出的上述问题（包括可能再提出的内容），给予高度重视，鉴于双方和解，对此问题不再争论，对乙方一次性赔偿人民币　　　　　　元。

第三条　本协议签字后生效，依法公证后立即向乙方一次性（或分期）支付本协议第二条规定的款项。

第四条　在甲方依本协议约定支付全部款项后，甲、乙双方因患者医疗问题引起的所有争议即告终结，乙方不得再以任何理由和任何方式向甲方主张权利，否则乙方应无条件返还甲方已支付的全部款项，且不得以本协议作为其主张权利的依据。

第五条　自本协议生效之日起，乙方、乙方委托代理人及乙方的其他亲属，不得向包括新闻媒体在内的任何第三方透露双方的医疗争议及本协议内容，否则乙方应向甲方返还甲方已支付的全部款项作为违约金。

第六条　甲、乙双方确认，本协议系双方在其代理律师参与下充分协商的结果。在此过程中，不存在任何欺诈、胁迫、显失公平、重大误解、乘人之危等情形。

第七条　本协议构成甲、乙双方就本案医疗争议达成的全部协议，以前双方所有的往来信函、口头承诺、收条和收据，会谈和电话等内容全部归于消失。

第八条 协议生效后不得反悔，如果一方反悔，应在起诉前向守约方赔偿标的两倍的金额，另一方有权追究违约方的权利。

第九条 本协议一式三份，甲、乙双方和公证处各执一份。

甲方：××医院 乙方：

代表：

日期： 日期：

✲ 医疗纠纷和解协议应公证

医疗纠纷和解协议要公证。公证处在接到要求公证的协议时，会对协议是否完善，是否符合国家的法律、政策进行审查，即内容要合情合理合法，要有相应较为详细的资料。如果医疗纠纷协议内容写得过于简单、空洞，实际可操作性很低，公证处就不方便公证，甚至不给公证，而要求其补充好内容再来公证。公证过的和解协议书在患方反悔起诉时可以作为重要证据来使用，甚至法院可以此证据驳回患方起诉。所以，医院应重视公证的作用。

医疗纠纷在显露期怎么办

✲ 医疗纠纷的形成分期

2002年12月的《解放军医院管理杂志》发表文章，将医疗纠纷的形成分为4期，第一是潜伏期，又称医疗纠纷形成早期，一般指病人或其家属对医疗、护理、服务态度或管理等有一些不满意的情绪或苗头。第二是医疗纠纷显露期，又称医疗纠纷形成中期，一般指家属或患者对医护人员不满情绪日渐明显，可以出现各种各样的与医护人员轻微抵触或轻微发泄行为。第三是医疗纠纷暴发期，又称医疗纠纷形成期，一般指患者或其家属对医护人员的不满上升到极限，医疗纠纷形成。第四是迁延期，指医患双方纠纷形成后，由于双方或其中一方的原因，致使纠纷的处理没有结果，双方处于僵持状态。

✲ 相关法律、法规

《医疗事故处理条例》**第七条** 医疗机构应当设置医疗服务质量监控部门或者配备专（兼）职人员，具体负责监督本医疗机构的医务人员的医疗服务工作，检查医务人员执业情况，接受患者对医疗服务的投诉，向其提供咨询服务。**第十二条** 医疗机构应当制定防范、处理医疗事故的预案，预防医疗事故的发生，减轻医疗事故的损害。**第十三条** 医务人员在医疗活动中发生或者发现医疗事故、可能引起医疗事故的医疗过失行为或者发生医疗事故争议的，应当立即向所在科室负责人报告，科室负责人应当及时向本医疗机构负责医疗服务质量监控的部门或者专（兼）职人员报告；负责医疗服务质量监控的部门或者专（兼）职人员接到报告后，应当立即进行调查、核实，将有关情况如实向本医疗机构的负责人报告，并向患者通报、解释。

✻ 显露期有哪些表现

显露期表现特点：患者及其家属态度上对医护人员的尊重度降低，态度冷淡，面带愠色，客气语言消失；语言上显露出一些疑问或不满，不正面回答医务人员的对话，或者反复询问或质问一些所关注的问题；行为上对医护人员的一些操作、检查治疗表现出怀疑和不信任；超乎寻常的关注与警惕；记录医护人员的诊治情况，千方百计获得病人有关资料（翻阅、摘录病历、或要求复印，极个别的可能将病历窃走），对医护人员的一些技术操作可能进行阻挠和干扰，在病区或其他场合向其他伤病员散布不满情绪，对医护人员的工作挑剔。如果有隐蔽性录音和录像，可以确定的说患者和家属已经在准备实施纠纷的证据，一旦治疗效果不好或出现死亡与损害，那么医疗纠纷将不可避免。

✻ 医疗纠纷显露期怎样应对

医务人员要充分掌握和运用新的医学模式，密切注意患者及家属心理和情绪变化，发挥医疗主导的可干预能动性。从许多医院的成功实践看，医疗纠纷早发现、早干预、早处理，能使绝大部分医疗纠纷得到控制。处于萌芽状态的情绪变化，相对容易解决，同时患者的医疗尚未终结，也没有医疗损害的发生，应该说是医疗纠纷干预的最佳时机，干预的力度是影响医疗纠纷向正反两个不同方向转化的关键。

1. 以人为本的医疗服务模式

建立融洽的医患关系和感情基础，医疗服务使病人满意。改变传统机械的服务模式，设计和调整更人性化的服务流程。科主任是直接干预的领导者、医疗风险的控制者，力争从微小情绪变化中尽早发现萌芽和苗头。医院考核和聘任科室主任要把风险控制能力作为一个重要的任用指标。

2. 做好疏导解释工作

患方对医疗护理工作出现怀疑态度时，往往是对许多情况还不十分清楚，没有形成明确的认识和要求，只是在做着资料搜集或咨询工作，在此阶段，如果把握好时机，认真做好疏导解释工作，气氛把握好，还是有很大希望能够将患者引导到正确的思路上来，达到对医疗纠纷干预的目的。

3. 有效的交流和沟通

依法接受患者对医疗服务的监督、投诉，向其提供咨询服务。千方百计打消患者的疑虑和不满，特别是患方的误解，融洽交流沟通气氛，不刺激，不激惹。医疗、护理、管理、态度、费用、检查目的不了解、对治疗有疑问，对疗效不满意等，要逐一的认真接待，具体分析，弄清事由，直到患者及家属理解或者谅解。

4. 发现问题积极应对

发现问题可能产生纠纷的，由科领导直接组织干预；警惕心怀不轨试图转嫁危机的情况，不让其有机可乘，有漏洞可钻；了解患方意向，直至纠纷进程完全被阻断。注意科内、院内医疗护理人文环境，消除医疗纠纷滋生的院内土壤。负责医疗服务质量监控的部门或者专（兼）职人员接到报告后，应当立即进行调查、核实，将有关情况如实向本医疗机构的负责人报告，并向患者通报、解释。预防医疗事故的发生，减轻医疗事故的损害。

5. 对重点患者的关注

低收入阶层的患者，自费患者；孤寡老人或虽有子女，但家庭不和睦者。在与医务人员接触中已有不满情绪者。预计手术等治疗效果不佳或预后难以预料者。本人对治疗期望值过高者。交代病情过程中表示难以理解者，情绪偏激者。发生院内感染者。病情复杂，可能发生纠纷者。住院预交金不足者。已经产生医疗欠费者。需使用贵重自费药品或材料者。交通事故有可能推诿责任者。经他人或熟人介绍者。患者或家属具有一定医学知识者。艾滋病患者。

患者家属在医院闹事怎么办

✻ 医院的尴尬　医生的无奈

患者家属在医院闹事已经不是什么新鲜的事情了，以下的漫画是很多地方经常发生的事情。

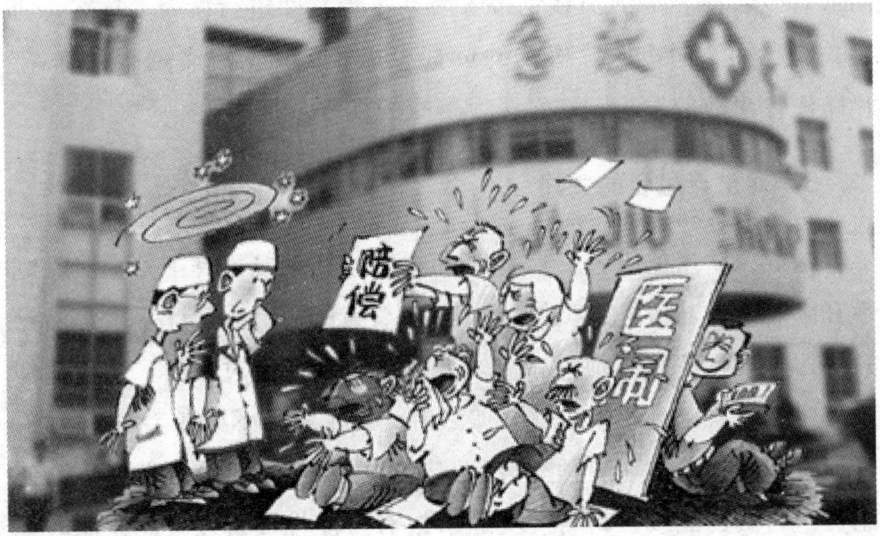

✻ 相关法律、法规

《中华人民共和国治安管理处罚法》**第二十三条**　有下列行为

之一的，处警告或者二百元以下罚款；情节较重的，处五日以上十日以下拘留，可以并处五百元以下罚款：

（一）扰乱机关、团体、企业、事业单位秩序，致使工作、生产、营业、医疗、教学、科研不能正常进行，尚未造成严重损失的；

……

✻ 应对医闹的措施

1. 立即报告医院医务科，及时通知医院保安；
2. 使用音像记录设备，获得“医闹”的证据；
3. 当事的医生受到威胁时，应立即回避；
4. 报警110或者辖地派出所；
5. 报告卫生行政部门；
6. 不要激惹患者及家属；
7. 疏导和保护其它门诊和住院患者；
8. 紧急启动医院安全预警系统。

✻ 以下情况医院可以报警：

1. 在医疗机构内寻衅滋事的；
2. 故意损害医疗机构和医务人员财物的；
3. 侮辱、威胁、恐吓、殴打医务人员的；
4. 非法限制医务人员人身自由的；
5. 冲击或占据办公或诊疗场所，影响正常医疗、工作秩序的；

6. 在医疗机构内摆设灵堂，举行各种形式的祭祀活动的；

7. 围堵医疗机构大门和诊疗场所，限制人员和车辆出入的；

8. 抢夺尸体或者拒不按规定将尸体移至太平间及社会法定场所，陈尸要挟或抬尸游街闹事的；

9. 抢夺、偷窃医疗机构、医务人员以及患者和家属财物的；

10. 胁迫医务人员索要国家管制的麻醉药品、精神药品的。

✲ 以下情况可以起诉：

1. 长期“赖床”无正当理由不出院；
2. 无故拖欠医疗费；
3. 有证据证明患者做假；
4. 侵犯医务人员权益；
5. 威胁和伤害医务人员；
6. 干扰医院工作造成损失。

患者要求实物封存怎么办

✲ 哪些实物需要封存

当怀疑输液、输血、注射、药物等引起不良后果，发生患者死亡、残疾、组织器官损伤、功能障碍以及其他明显人身损害的结果时。应在医患双方共同在场的情况下，立即对输液器、注射器、残存的药液、血液、药物以及服药使用的器皿等现场实物进行封存，封存时应严格按照无菌技术规范操作，防止再次污染。需要同时封存的还有同批同类物品，以使检验时做对照检验。

✲ 相关法律、法规

《医疗事故处理条例》**第十七条**　疑似输液、输血、注射、药物等引起不良后果的，医患双方应当共同对现场实物进行封存和启封，封存的现场实物由医疗机构保管；需要检验的，应当由双方共同指定的、依法具有检验资格的检验机构进行检验；双方无法共同指定时，由卫生行政部门指定。疑似输血引起不良后果，需要对血液进行封存保留的，医疗机构应当通知提供该血液的采供血机构派员到场。

第五十六条　医疗机构违反本条例的规定，有下列情形之一的，由卫生行政部门责令改正；情节严重的，对负有责任的主管人员和其他直接责任人员依法给予行政处分或者纪律处分：

（一）未如实告知患者病情、医疗措施和医疗风险的；

（二）没有正当理由，拒绝为患者提供复印或者复制病历资料服务的；

（三）未按照国务院卫生行政部门规定的要求书写和妥善保管病历资料的；

（四）未在规定时间内补记抢救工作病历内容的；

（五）未按照本条例的规定封存、保管和启封病历资料和实物的；

（六）未设置医疗服务质量监控部门或者配备专（兼）职人员的；

（七）未制定有关医疗事故防范和处理预案的；

（八）未在规定时间内向卫生行政部门报告重大医疗过失行为的；

（九）未按照本条例的规定向卫生行政部门报告医疗事故的；

（十）未按照规定进行尸检和保存、处理尸体的。

✻ 如何对实物进行封存和保留

1. 封存时双方当事人共同在场

封存物品要双方共同在场，在场的当事人应具有完全民事行为能力，均保证在二人以上。为了保持封存物品的初始状态，保证检验结果的客观、真实、公正，封存物品的保存需要具备一定条件，如无菌、冷藏等，因此规定了由医疗机构保管封存物品。

2. 实物封存要做好封存笔录

封存时要制作一式两份的封存笔录，记录封存时的时间、地点、内容、数量，封存时间期限，双方约定的事项；院方要告知被封存物检测时限，逾期不检测，将失去检测的价值。因此，医患双方努力寻找检测机构，尤其是基层，更是如此。按照约定逾期患方不到场视为放弃共同启封的权利。

3. 血液制品封存的特殊要求

由于血液的特殊性，不能像药品一样批量生产，而且血液的质量涉及医疗机构和采供血机构中的多个环节，包括：血液采集、检验、分离、包装、贮存、运输、使用等，而输血引起不良后果可能由上述任何一个环节引起。因此，为了保证结论的客观、公正、实事求是，有利于明确责任，对疑似输血引起不良后果需要对血液等标本进行封存时，医疗机构还应当通知提供该血液的采供血机构派员到场。如短时间不能到达现场的，应先由双方当事人共同对血液和输血器具进行密封，并在适宜条件下暂存，待采供血机构人员到场后，由三方共同封存。封存的实物应包括：血样标本、标签、剩余血液、输血器具、稀释液体等（受血者接受输血前后血标本、输血后尿标本以及供血者进行交叉配血的标本、输血袋整套装置等）。

4. 封存物的保管问题

依照法律规定，应当由医疗机构保管；患方要求保管实物的，不应答应，疑似输液、输血、注射、药物等引起不良后果的由病区护士与患者或家属携带需封存的物品当场封存，双方签字，盖医务科骑缝章，保存在血库、药房等地。

5. 封存物品要及时送检

需要对封存物品进行检验时，检验机构应由医患双方共同指定，而且指定的检验机构必须是依法具有检验资格的检验机构，否则，出具的检验报告无效。当双方无法共同指定时，由受理医疗事故争议处理的卫生行政部门或所在地县级卫生行政部门指定。需要启封的，仍需双方在场，共同对送检物品启封。检验费用由责任方支付。

对药品进行检验的法定机构是药品检验所。根据药品管理法，药品是指用于预防、治疗、诊断人的疾病，有目的地调节人体的生理功能并规定有适应证、用法和用量的物质，包括中药材、中药饮片、中成药、化学原料药及其制剂、抗生素、生化药品、放射性药品、血清疫苗、血液制品和诊断药品。对药品进行检验的目的主要是确认是否是假药、劣药、与处方开具药物是否一致，如药品所包含成分与国家药品标准是否符合，是否以非药品冒充药品或以他种药品冒充此种药品，是否为国家有关部门规定禁止使用的或未取得批准文号的，是否为变质过期或被污染不能药用的等。

非公安、司法机构要求复印病历怎么办

✻ 复印病历必须主体合格

社会上一些单位和机构为了工作需要，往往到医院要求复印患者病历，如违反计划生育政策超生，计生干部为了取得证据，会到医院要求复印病历，面对国家计划生育政策的支持，和患者隐私权的保护，怎么办？

✻ 相关法律、法规

《中华人民共和国执业医师法》**第二十二条** 医师在执业活动中履行下列义务：……（三）关心、爱护、尊重患者，保护患者的隐私。

《医疗事故处理条例》**第十条** 患者有权复印或者复制其门诊病历、住院志、体温单、医嘱单、化验单（检验报告）、医学影像检查资料、特殊检查同意书、手术同意书、手术及麻醉记录单、病理资料、护理记录以及国务院卫生行政部门规定的其他病历资料。患者依照前款规定要求复印或者复制病历资料的，医疗机构应当提供复印或者复制服务并在复印或者复制的病历资料上加盖证明印记。复印或者复制病历资料时，应当有患者在场。

《医疗机构病历管理规定》**第十二条** 医疗机构应当受理下列

人员和机构复印或者复制病历资料的申请：

（一）患者本人或其代理人；

（二）死亡患者近亲属或其代理人；

（三）保险机构。

第十四条 公安、司法机关因办理案件，需要查阅、复印或者复制病历资料的，医疗机构应当在公安、司法机关出具采集证据的法定证明及执行公务人员的有效身份证明后予以协助。

✲ 如何处理要求复印病历的非适格（当事人资格）人员

1. 患者是医院的住院病人，医院有义务保护其隐私权，不得随意复印病历。按医疗机构病历管理规定，复印病历只有患者本人、患者的委托人、保险公司业务员、公检法人员才有资格复印患者病历，其余人员均无权要求复印。

2. 非公安、司法机构要求复印患者病历，法律规定医院没有义务提供，医院可以直接拒绝。

3. 如果涉及计划生育等事宜的调查，可让计生干部委托当地公安部门协助调查，医院可以配合向公安机关复印病历。

4. 公安、司法机关需要复印病历时，医院应让办理人员出示单位证明信原件及执行公务的警官有效身份证明复印件，并记录当时复印情况，连同证明材料一并由医院保存。

外聘专家发生医疗纠纷怎么办

✲ 外聘专家产生的纠纷

基层医院因缺乏高职称医生，为了提高医院的声誉和医疗质量，常聘请声望较高的医院或上级医院的医生来院出诊，但为此也带来了纠纷，且处理难度较大。原因是：①外聘医生执业地点不在受聘医院；②外聘医生在受聘医院因人力资源有限，又碍于情面，请其他医生会诊几率极小，这使诊断的准确性下降；③受聘医院为基层医院，医疗设施、辅助检查有限，这对外聘医生诊治疾病形成挑战；④外聘医生属于“外来人”，对受聘地点的人文环境均很陌生，不利于与患者沟通；⑤患者往往对外聘医生期望值过高，故一旦出现问题，容易形成纠纷。

✲ 相关法律、法规

《中华人民共和国执业医师法》**第二十一条** 医师在执业活动中享有下列权利：在注册的执业范围内，进行医学诊查、疾病调查、医学处置、出具相应的医学证明文件，选择合理的医疗、预防、保健方案；**第二十二条** 医师在执业活动中履行下列义务：遵守法律、法规，遵守技术操作规范；**第三十八条** 医师在医疗、预防、保健工作中造成事故的，依照法律或者国家有关规定处理。

《医疗事故处理条例》**第五条** 医疗机构及其医务人员在医疗活动中，必须严格遵守医疗卫生管理法律、行政法规、部门规章和诊疗护理规范、常规，恪守医疗服务职业道德。

✲ 防范措施

1. 医疗机构首先将外聘专家执业合法化。可通过医院间会诊或对口支援的方式，医院间签署援助协议，报卫生行政管理部门备案。或者按照“新医改”精神，履行多点执业的合法手续。

2. 对外聘专家加强管理，遵守医院的医疗管理制度，如首诊负责制、转会诊制度、疑难病例讨论制度等。

3. 加强对外聘医生的培训，使其熟悉医院的管理，尤其是传染病的管理。加强和患者沟通，诊治病人时不要过于武断。诊疗出现疑问时，必须及时转、会诊，减少误诊发生的几率。

4. 配备本院医生协助外聘专家工作，学习的同时，有助于和患者沟通，发现问题，及时解决。履行医院的知情告知制度。

5. 北京地区已经开展了医疗机构外请医务人员医疗责任险。

住院患者需要许多告知怎么办

✲ 住院后频繁签字让患者紧张

许多住院患者对医院许多规章和制度不了解，只知道到了医院就能治好病的极大期望，但是，医务人员由于怕医疗纠纷，频繁的让患者和家属签署不同方面的知情同意书，北京有家医院患者住院后一小时内要签10多份知情同意书，这样不但增加医务人员工作量，往往给患者造成一种错觉，什么事情都让签字，是不是医院在推脱责任，甚至产生敌意和怀疑。对峙的情绪可以因为告知不充分、沟通不到位和频繁的让患者签字开始。

✲ 怎样处理这一关系

长期以来医院对住院患者实行的是《住院须知》这一公众告知，为了便于更进一步的和患者实行有效交流，建议把住院须知改成《住院知情同意书》，使原来的广而告之更人性化的成为一对一告知，根据医疗实践和容易发生的医疗纠纷，有关住院患者知情同意书内容包括但不限于以下内容。

附：

住院患者知情同意书范例

尊敬的某某患者

欢迎您来我院住院治疗，为了医患更好的合作，按照有关法律、法规和医疗规范，特将住院有关事项告诉您，请认真阅读和理解。

一、患者权利

您享有患病后得到及时诊断和治疗的权利，您的姓名权和肖像权会得到尊重，您有对医生服务和不同治疗方案有选择权，有权利从医生处获知有关自己的病情、医生的诊断、病情的发展、为您制订的治疗计划以及预后情形，包括治疗中的常见问题及其他可行的治疗方法的权利。您的隐私将得到保护，您对我们的工作有监督权和出院后需要时复印您的客观病历的权利。

二、患者义务

遵守国家法律、法规、医院规定和制度；尊重医务人员的劳动；交纳医疗费用；配合医务人员进行必要的检查和治疗；应当向医务人员如实告知与诊疗活动有关的病情、病史等情况，患者未尽到该项义务，造成误诊、误治或病情恶化等损害时，将有患者承担责任。

三、医疗服务

我们将遵守医疗卫生法律法规，履行医师职责，向您及家属如实报告病情，按照医疗操作规范和常规，进行积极治疗和抢救；不出具虚假医疗证明；发现传染疫情和涉嫌刑事伤害或非正常死亡，依法向有关部门报告；因病情需要施行手术、特殊检查或特殊治疗以及施行实验性临床检查和治疗时，会征得患者本人同意，必要时需要家属签字。

四、风险共担

疾病风险：疾病是千变万化的，病情恶化、治疗不效、合并症加重，并发症出现，医疗意外等风险可随时发生，有的是可以预见的，有的是不能预见，有的是难以预见也难以预防，这是患有疾病本身可产生的风险。

医疗风险：由于医务人员没有按照医疗规范和常规操作，发生过错导致疾病的不良后果或者损害，医院要承担风险。

五、短暂离院

住院期间请您不要离开医院，以免发生意外和不安全事件。您需要外出离院，应征得医务人员同意，并签署《短暂离院声明书》。如擅自外出，我们将第一时间联系你，并立即通知你的家属，如果都联系不上我们将立即报警，后果按自动出院处理。外出期间发生的一切事情将由患者及家属承担。

六、您的委托书

我的委托如下：本人住院期间，因为疾病原因不能表达意愿，不能有效配合医务人员时，委托__________________为我的代理人，代理权限如下：委托人住院期间与医院就知情告知、诊断、治疗、医疗风险和费用承担等问题，发表选择和决定性的意见，签署各种法律文件和办理各种医院相关手续。

七、生活护理责任

您属于一、二、三级护理级别的疾病，请您留下家属______名，负责您住院期间的生活护理，24小时陪伴负责您的起居，她要密切监护你防止滑到、跌倒、噎食、外伤、坠床、外出等，并注意心理变化，防治意外事件的发生，这些责任是由家属承担。按照现有法律和医疗规范，医院负责的是医疗照护，生活照护和人身监护由您的家人负责。

八、医院制度

为让您更多的了解医院情况，我们特将医院制度作为本协议的附件一并给您，请您认真阅读和理解，积极配合我们的医疗工作，使您尽快地康复。

各项制度（略）

九、请您监督

我们的医疗服务工作接受您的监督，发现医务人员有违反法律法规和规范制度的事情，请您向医院举报。电话：

十、关于医疗异议的解决

限于目前医疗技术的发展现状，虽然医生尽了最大努力，还有许多疾病不能治愈，许多医疗问题不能解决。因此，不论治疗结果如何，请相信和理解医院的善意治疗，如有异议应按正常途径协商解决或者通过法律手段解决，不得聚众闹事、围攻医务人员或妨碍医院的正常秩序，否则，将承担法律后果。

本知情同意书（协议）一式两份，双方签字后具有法律效力。

患方：对上述协议内容，我已详细阅读，对该告知同意并遵守，如果违背，自己愿意承担由此带来的不利后果。

患者及家属签字：　　　　　　　　　　年　　月　　日　　时

医方：医院科室签字：

年　　月　　日

患者在医院自杀怎么办

✻ 家属告状病人住院时身亡

2007年9月初，45岁的成女士患有粘连性肠梗阻，因为病痛多次到南宁市某区一家医院进行治疗。门诊治疗不见好转，医生建议成女士住院治疗。住院的第二天凌晨1时许，就在负责陪护的女儿熟睡之际，成女士从该院住院部5楼阳台坠落。后经医护人员全力抢救后死亡。

对于成女士的死亡，家属认为医院负有不可推卸的责任。患者从交费住院时起就与医院形成了医疗合同关系，是因为医院的管理、护理工作存在缺陷，未尽到护理责任，医院应承担赔偿责任。但经数次交涉，医院拒绝赔偿。成女士家属向南宁市某区人民法院递交诉状，请求法院判令医院赔偿各项经济损失23万余元，其中死亡赔偿金19万多元。

医院在收到诉状时，感觉很冤枉。医院称，成女士的死亡并不是其亲属所说的意外“跌下受伤”而死，而是主观故意的跳楼自杀行为所致。她的死亡与医院的医疗管理以及护理工作没有任何因果关系。“明明是成女士承受不了病痛折磨，选择自己跳楼自杀，凭啥要医院承担责任”？

为证明自己，医院拿出事故发生当天的报警记录等证据。原来成女士跳楼后，医院立即报案。公安机关调查结论为：死者为高空坠落死亡，无证据证明为刑事案件。成女士跳楼自杀的特征明显。她趁女儿趴在床边熟睡之机，私自拔了打吊针的针管，然后下床到病房阳台跳楼。

根据公安机关的《调查结论报告》、《110 接警登记表》及《法医尸体体验报告书》，认定患者的死亡是其本人从五楼跳下高空坠落死亡。因此责任在死者本人，与医院提供的医疗服务不存在因果关系。法院认定：病人属跳楼自杀，判决驳回了原告赔偿的诉讼请求。

✲ 相关法律、法规

《医疗事故处理条例》**第三十三条** 有下列情形之一的，不属于医疗事故：

（一）在紧急情况下为抢救垂危患者生命而采取紧急医学措施造成不良后果的；

（二）在医疗活动中由于患者病情异常或者患者体质特殊而发生医疗意外的；

（三）在现有医学科学技术条件下，发生无法预料或者不能防范的不良后果的；

（四）无过错输血感染造成不良后果的；

（五）因患方原因延误诊疗导致不良后果的；

（六）因不可抗力造成不良后果的。

✲ 患者自杀原因

患者自杀属于意外事件，按照目前我国的医疗机构水平和管理能力，属于不可预料不能防范的医疗风险。患者自杀往往与以下因素有关：患者精神异常；对疾病治疗丧失信心、悲观厌世；难以忍受病痛折磨；不愿意拖累家人等。所以这些也需要我们医务人员运用新医学模式，对患者心理状况进行细致的评估和更人性化的服务。

✲ 患者自杀的应对

1. 具有完全民事行为能力人选择自杀，其责任应当由自己来承担，现代西方学者认为，自杀是一种人权应当尊重。如果自杀给他人造成损害的，自杀者家属可能还要承担他人的损害赔偿责任。

2. 患者在医疗机构自杀，医疗机构不需要承担责任，但是，如果是住 ICU 患者和精神病患者，因具有监管责任的部分和全部转移，视具体情况不同，医方可能会承担部分或者全部责任。

3. 加强医院后勤工作的管理，消除医院管理范围内安全隐患，如楼梯的窗户是否符合医院建筑标准的高度。

4. 签署《住院患者知情同意书》，载明医院对住院患者是医疗照护责任，陪护家属要承担对患者生活照护和看管责任。告知留陪护家属 24 小时监护，不得离开。

5. 发现患者有自杀倾向时，立即报告护士长及主管医师，查找患者自杀原因，有针对性地做好心理护理，尽量减少不良因素对患者的影响。并且及时会诊给予相应的治疗。同时，通知家属采取相应保护措施。

6. 经常检查患者病室内环境，若发现私藏药品、锐利器械等危险物品，应当予以没收，防止意外。密切注意患者心理变化，准确掌握患者的心理状态。

7. 值班护士坚守工作岗位，根据护理级别，做好病房按时巡查工作，如实填写《病房巡查记录表》。

8. 发现患者自杀，通知医师立即到场，判断患者情况，立即就地抢救，处置患者及现场，收集和保留证据。同时报警和启动应急预案。

患者擅自离院后死亡怎么办

✻ 院外死亡谁之过

案例1：2007年3月25日，71岁的林某因四肢关节疼痛到C医院住院治疗，被定为二级护理病人。住院治病期间，林某于4月4日上午被发现死在家里，死因经法医鉴定为猝死。

林某家属认为患者之死是因为医院没有尽到医护责任造成的，于是向C医院提出赔偿。而该医院认为，患者擅自离开医院，导致自己在家中发病死亡，这与医院没有法律关系，因此，不愿意赔偿。林某家属便将该医院告上法庭。一审法院经审理后作出判决：C医院管理疏漏，应承担相应赔偿责任。

案例2：2007年6月11日，患者胡某因白血病住进J市中心人民医院。其丈夫郭某在入院须知中签字，郭某为胡某住院期间的看护人。2007年6月24日早上，胡某在郭某出去买早点期间自行离开病房外出。随后郭某开始寻找并于当日向派出所报案。医院亦请求公安机关协助寻找并在J市电视台播出了寻人启事。同年6月24日，胡某的遗体在某江段被发现并打捞上岸。死者家属以医院未尽看护职责为由，诉至法院，要求医院进行赔偿。

法院认为，院方在入院须知中已告知原告“住院期间，请不要随意外出，以免影响治疗及出现意外情况”。被告没有法定或约定的看护责任，胡某的选择及家属的疏忽是其死亡的原因。在胡某出走前后，医方已尽到责任，故不应承担赔偿责任。原告的诉讼请求被驳回。

✻ 未尽告知义务和管理漏洞医院要担责

以上两个案例同是患者离院后死亡，但所承担的责任截然不同。按照护理级别规范，对病情相对稳定或恢复期，需限制活动的患者；年老体弱行动不便的患者；生活部分自理的患者所实施的护理称为二级护理，规定每1~2小时巡视1次。案例1医院首先没有在患者住院时给予住院期间不要离开医院的告知，在患者离院后没有尽到及时发现和第一时间查找等应急措施，所以承担不利的法律责任。案例2，患者在住院时医方给予了告知，在患者离开医院时医方采取了查找、报案等一系列措施，法院认为医院不应承担责任。充分告知和事后应急处理是区分责任的关键点。

✻ 医疗服务责任不是法律上的监护责任

现在有一种观点认为：医院在与患者建立了医疗服务合同关系之后，就具有对患者监护的责任，应该对患者负责全面的监护，这是不恰当的认识。关于监护责任问题，我国《民法通则》规定，监护只适应于对未成年人和无民事行为能力或者限制民事行为能力的精神病人的监护，没有法律规定医院对患者有监护的责任。现行的医疗规范要求：对特护患者和监护室的患者，医院应负有此期间的是医疗监护责任，一、二、三级护理级别的患者，法律没有规定医院要承担监护责任，而是要尽到医疗照护责任。所以，医疗服务是根据疾病本身的轻重程度，医方只是在医疗方面实施的有限范围内的医疗照护，而不是全面的承担法律监护责任。如果认为患者住进医院（精神病患者除外），一切责任全部转移给医方，是与现实医疗制度和现行法律不相符的。从另一个角度讲轻、中度疾病的患者，在神志清醒下不需要监护，如果需要明确看护责任也自然是陪护的患者家属。把患者自行离院后发生的意外责任全部推给医院是不公平的。

✻ 对擅自离院患者怎样处理

如果发现患者擅自离院，医方应在第一时间内立即联系患者，联系不上时立即通知家属，家属联系不上时立即报警，并且同时采取查找等一系列措施，这样医方尽到医疗照护和应急措施，医方就应当是免责条件。

家属不同意尸体解剖怎么办

✻ 家属拒绝尸检担责

2008年10月8日晚9时30分，胡某因腹痛被送往医院急诊。经医院诊断为急性胆囊炎。住院后医院采取了重点监护等医疗措施，当晚23时05分，主治医生下了病危通知书。次日凌晨4时26分，胡某突然出现心跳呼吸骤停，经抢救无效死亡，死亡原因该院诊断为感染性休克。并于当日向死者家属下发死亡通知书，并通知患者家属进行尸体解剖查明死因，但死者家属不同意接受尸检。2008年11月12日，胡某家属诉至法院，要求医院赔偿因其医疗过错致胡某死亡的丧葬费、死亡赔偿金等损失。

一审法院认为，胡某与被告医院存在医疗关系，胡某在住院治疗过程中死亡。依法被告应就医疗行为与损害结果之间不存在因果关系及不存在医疗过错承担举证责任。但由于胡某的家属不同意进行尸检，导致胡某的真正死因无法查清，造成被告举证困难。因此举证责任转移至原告方，现原告方未能提供证据证明被告的医疗行为与损害结果之间存在因果关系或者存在医疗过错，故对原告的诉讼请求不予支持。法院驳回了原告的诉讼请求。

✻ 相关法律、法规

《医疗事故处理条例》**第十八条** 患者死亡，医患双方当事人不能确定死因或者对死因有异议的，应当在患者死亡后48小时内进行尸检；具备尸体冻存条件的，可以延长至7日。尸检应当经死者近亲属同意并签字。

尸检应当由按照国家有关规定取得相应资格的机构和病理解剖专业技术人员进行。承担尸检任务的机构和病理解剖专业技术人员有进行尸检的义务。

医疗事故争议双方当事人可以请法医病理学人员参加尸检，也可以委派代表观察尸检过程。拒绝或者拖延尸检，超过规定时间，影响对死因判定的，由拒绝或者拖延的一方承担责任。

✻ 尸检是确认死因的依据

尸检的鉴定结论对于解决死因不明或对死因有异议而引发的医疗事故争议具有独特的、无法替代的作用。尽管当今很多疾病可以凭借先进技术和设备进行诊断和治疗，但仍有相当一部分疾病由于当前医疗水平的局限性，或患者疾病发病时症状不典型，或患者在生前没有疾病症状的情况下猝死，这些都有可能造成医生无法准确诊断患者生前所患的疾病或者死因，所以需要通过病理解剖来查明。进行相关的尸检不仅可以为医师正确诊断患者死因提供科学依据，也可以为合理解决医疗纠纷找到事实依据。

✻ 尸检是鉴定所依据的原始资料

按照最高人民法院《关于民事诉讼证据的若干规定》以及证据的来源划分，凡是直接来源于案件事实，未经复制、转述的证据是原始证据，属于原始资料提供的范畴，直接来源于案件事实的原始证据更可靠；医疗纠纷也于民事纠纷的领域，尸检报告是来源于患者死亡身体的解剖，是明确患者死因的一种方法，是一种原始的资料，相当于病历资料中病理报告的地位。只有将尸检报告、病历等原始资料提供给鉴定专家，鉴定专家依此资料，根据临床经验和医疗常规判断医疗机构对死亡患者的诊疗过程是否存在过错、其死亡与医疗机构的过错是否存在相关联系，而作出医疗机构是否有过错的鉴定结论。因此，尸检是鉴定所依据的重要原始资料。

✻ 尸检完成的条件

进行尸检必须是其所有权人同意。在患者死因不明的情况下，医院有义务向死者家属告知进行尸检，若对死因有异议，也可以提出进行尸检以明确死因。医院负有提供申请权利和告知的义务，但无权擅自进行尸检，即使是合理或必要的尸检没有患者家属同意也不能进行，医院对尸体不拥有所有权。

根据我国法律的规定，对死者进行解剖的权利在于其近亲属，而医院是没有权利自行对死者的尸体进行解剖的，也没有法定的义务对死者的尸体强制进行解剖（除危害国家、社会公共利益以及重大传染病传播等情况外）。因此“尸检”的进行，需要患者家属和医疗机构二者之间相互配合，才能顺利完成。

✻ 未进行尸检的法律后果

患者死亡后医疗机构书面告知家属进行尸检，家属明确表示不进行尸检并在告知书中签字，那么家属对死因就不能再提出疑义和追究，甚至发生纠纷。

患者死亡后院方没有及时告知尸检来确定患者死因，而患方由于缺乏相关知识，不知道应当在48小时内进行尸检，故没有提出进行尸检，最终导致不能确定死因。在这种情况下，医院应负有未尽告知义务，承担不利的法律后果。

医疗机构向死者家属履行了告知义务，但家属基于风俗习惯、人情或其他因素的考虑，不同意对死者进行尸检并拒绝签字，这时医院要与家属进行谈话同时录音，整理记录并让家属在记录上签字，如果不签字医方应有录音的证据。这样以后如果发生纠纷，医院可以依据记录和录音举证自己履行了告知义务。

在诉讼实践中，人民法院认为：对于患者死亡原因不明的，需要进行尸体解剖明确死因的，医疗机构有告知义务，是否告知以签字为准。对死因发生争议后，因家属拒绝或拖延尸检，超过规定时间，影响对死因判定的，医方对医疗行为与患者死亡后果之间是否存在因果关系不负举证责任。

对住院患者的生活照护怎么办

✲ 患者院内摔伤谁之过

2006 年 6 月 5 日，石先生因头痛昏迷到北京某医院就诊，住院当天石先生与北京某管理公司签订了委托协议书，委托该公司护工负责对石先生进行护理。合同约定护理级别为全天，收费标准每日 60 元，护工工作范围包括协助患者生活和有益身心健康的户外活动，帮助患者购置生活必需品等。另外，该管理公司与医院之间签订过临床陪护合同书，双方约定由医院按照各项管理规定对护工的工作进行督促、检查、指导，由管理公司按照规定的标准向医院交纳管理费用。

2006 年 8 月 18 日，管理公司护工陪石先生在医院花园遛弯时石先生摔伤，造成腰椎第 3 椎体压缩骨折。经过一年多的治疗于 2007 年 10 月 13 日出院。石先生在医院共支付护理费 2830 元、医疗费用 47855.13 元。

石先生认为，由于管理公司的护工和医院的医护人员未尽到相应的护理义务，致使其摔伤，严重损害了他的身体健康，给他造成了一定的经济损失。因此，将管理公司及医院告上法庭，要求赔偿其医疗费、护理费、误工费、交通费及精神抚慰金等共计 17051 元。

法院经审理认为，石先生在医院散步时发生摔伤事故，与其自身未注意安全有关，故其自身应承担部分责任，但与管理公司的护工未完全履行护理义务亦有一定关系。护工在履行职务期间，因工作失误造成石先生摔伤，应由其雇佣单位承担责任。据此管理公司应适当承担民事赔偿责任。医院与管理公司具有合同关系，根据合同规定医院对管理公司的护工工作具有督促、检查、指导之管理义务，并且医院收取了相应的管理费，所以医院对于管理公司所承担的赔偿责任，负有连带赔偿责任。北京市丰台区人民法院判决管理公司赔偿石先生医疗费、护理费、营养费等损失共计 8595.94 元，并判决医院对上述赔偿承担连带赔偿责任。

✼ 相关法律、法规

《最高人民法院关于审理人身损害赔偿案件适用法律若干问题的解释》**第二十一条** 护理费根据护理人员的收入状况和护理人数、护理期限确定。护理人员有收入的，参照误工费的规定计算；护理人员没有收入或者雇佣护工的，参照当地护工从事同等级别护理的劳务报酬标准计算。

《医疗事故处理条例》**第五十条** ……（四）陪护费：患者住院期间需要专人陪护的，按照医疗事故发生地上一年度职工年平均工资计算。

✼ 生活照护责任应明确家属负责

1. 患者生活照护的概念

《医疗事故处理条例》中的陪护费计算，是按照医疗事故发生地上一年度职工年平均工资计算。从以上法律规定看护理费是一种专门的费用，显然高出现在三级医院的护理费一、二、三级分别是9元、7元和5元的标准，从法律和医疗收费规定看，医疗护理费和生活护理费是两个完全不同的概念。应该明确医院的护理费仅仅是医疗方面与疾病有关的护理，不包括患者的生活护理。我国现行的医院是以医疗服务为主的，没有规定必须负担患者的全部生活照护。

2. 非医疗服务责任要明确

医院的非医疗服务要明确责任，随着医疗体制的转化，原来很多属于医院功能的工作逐渐被社会服务所替代，包括保洁、电梯、餐饮的后勤保障服务等，这些环节如果发生不良事件和损害，患者往往与医院纠纷，因为患者是住在医院的，他们并不知道这些服务是医院外的公司承担，医院在与提供与病人相关非医疗服务的社会机构签订合同时，一定要明确双方的权利和义务，服务的范围、内容、时间和项目等，还要标明发生纠纷时双方所要承担的责任，把由合作方的责任造成的损害明确归责，只有这样医院才能在出现问题后免责。

3. 医院不应全部承担患者生活照护责任

根据我国现有的医院管理条件和模式，不具有全面对患者担负起生活照护的责任，那么在住院时就必须和患者及家属交代清楚，签署《住院知情同意书》，明确患者生活照护责任由家属负责，以免出现问题后发生纠纷，法院也往往以医方未尽到善意照护责任为由，判医院败诉和赔偿。

患者住院期间不遵守医嘱怎么办

✲ 不遵守医嘱的法律后果

老张被某公司车辆撞伤，被诊断为“左股骨粉碎型骨折”，医院给予左股骨粉碎性骨折切开复位内固定术及抗炎、对症治疗，手术后软组织损伤及手术切口愈合良好。老张未按照医生要求保持固定，认为早活动利于恢复就进行功能锻炼。可此后不久，手术植入体内的固定钢板上螺钉松动、断裂，老张又第二次住院手术治疗，并将某公司和医院双双告上法庭。审理时老张承认在恢复期间，确实违反医嘱进行功能锻炼，法院将内固定物送某鉴定机构进行鉴定，鉴定结果质量合格。此外法院委托的鉴定机构认为医院的诊疗过程不存在过失。法院认为最后的损害后果因事故肇事而起，老张违反医嘱加重了损害后果，也应当承担一定的赔偿责任。最后法院判定某公司承担了部分赔偿责任，医院不承担赔偿责任。

✲ 相关法律、法规

《民法通则》第一百零六条 ……公民、法人由于过错侵害国家的、集体的财产，侵害他人财产、人身的应当承担民事责任。没有过错，但法律规定应当承担民事责任的，应当承担民事责任。

《最高人民法院关于审理人身损害赔偿案件适用法律若干问题

的解释》**第二条** 受害人对同一损害的发生或者扩大有故意、过失的，依照民法通则第一百三十一条的规定，可以减轻或者免除赔偿义务人的赔偿责任。但侵权人因故意或者重大过失致人损害，受害人只有一般过失的，不减轻赔偿义务人的赔偿责任。适用民法通则第一百零六条第三款规定确定赔偿义务人的赔偿责任时，受害人有重大过失的，可以减轻赔偿义务人的赔偿责任。

《医疗事故处理条例》**第三十三条** 有下列情形之一的，不属于医疗事故："……（五）因患方原因延误诊疗导致不良后果的；"

《病历书写基本规范（试行）》**第二十九条** 医嘱是指医师在医疗活动中下达的医学指令……

✲ 要强调遵守医嘱的重要性

正确制定和执行医嘱是获取有效疗效的前提条件，而医嘱的执行往往需要患者的配合。现实中，不遵守医嘱的情况经常可以见到，原因也多种多样，有不信任医师、怕药物不良反应、怕成瘾、自觉病情好转，不愿再服药或少服药的，也有急于求成，滥用、多用药物的，也有久病成医，自以为是，我行我素的。如此不遵守医嘱，轻者影响疗效，重者可能会导致病情恶化，甚至威胁生命。这就要求医务人员耐心说明医嘱的用意，教育患者并且经常督促检查医嘱执行情况。

在此也提醒医院及广大医务人员，医嘱的形式一定要按照规范准确书写。尤其是那些平常的口头医嘱，最好能以书面形式记录下来，对一些特别重要的医嘱可以让病人签字确认，这样做不仅能增强患者的重视程度，使其严格遵守，而且对医生来说，也保留了一份有效的证据，避免今后发生纠纷时，出现医院举证不能的现象。

住院患者要求临时离院怎么办

✻ 住院患者离院后的责任

随着医学模式转变和患者决定权的行使，一些社区住院患者和康复患者，会由于个人事情在住院期间要求回家和短暂离院，许多医院采取让患者写假条、在病历中签字等方式，这种方法会带来一些法律问题和纠纷，患者在离院后发生了意外或损害，这时他们往往会认为是医院的责任，其理由：我们在你们医院住院，住院期间发生的一切事情都与医院有关，所以医院要负责任。写假条是一个双方法律责任，患者说：我是病人，能不能离院我给你请假了，是你们医院允许的，那么纠纷就产生了。

✻ 相关医疗规范

《医院工作制度》：**十二**、入、出院工作制度……5. 病情不宜出院而病员或家属要求出院者，医师应加以劝阻，如说服无效应报科主任批准，并由病员或其家属出具手续。应出院而不出院者，通知所在单位或有关部门接回或送回。**二十四**、病房管理制度：附2：住院规则：1. 住院病员应遵守住院规则，听从医护人员的指导，与医护人员密切合作，服从治疗和护理，安心休养。……6. 住院病员不得随意外出或在院外住宿，如有特殊情况须经医师批准后，方可离开。

✻ 对要求离院患者的处理

1. 明确法律关系转移手续

在患者住院时医院必须有一个住院患者知情同意书，要十分清楚明确的告知患者住院期间配合医务人员治疗，不要离开医院，以免发生意外等不良事件，并且有患者及家属的签字。如果患者执意要求离院，要明确一个法律关系转移的手续，这个形式以患者声明为好，发表声明是公民的权利表示，患者有决定自己治疗和不治疗、住院和离院的权利，医院是在尊重患者这种权利的情况下发生的离院行为，患者声明离院后也标志着医患关系的暂时中止。

2. 明确离院后的责任和风险

离院声明书应载明相关责任和风险事宜，内容包括：患者自身原因自己要求离开，并强调患者入院时已得到住院期间不要离院，以免发生意外的告知，明确自行离院后患者还要继续承担的费用、医保和保险公司不予报销的费用，以及离院后的民事责任，出现意外的风险后果要自己承担等内容。

3. 签署短暂离院声明书

签署短暂离院声明书同时，要做好病历记录，报告科主任或护士长，并且把患者的声明书一并归入病历保存。

短暂离院声明书

____医院____科：

因个人事务需在____年____月____日____分至____年____月____日____分离开贵科。

我在签署贵院住院知情同意书中："住院期间不要离开医院"的条款后，声明如下：本人离院后发生的一切事件和责任由本人承担，与贵院无关；并且愿承担离院期间应负担的住院费用；和医保和商业保险不予报销的相关费用；

其他说明：

声明人签字：年____月____日

返回医院时间：____年____月____日____分

符合出院标准拒绝出院怎么办

✻“不出院”是医院的难题

80多岁的郭老先生从2001年就因心脏疾病开始住进某医院内科治疗，在医院治疗期间因医院疏忽，没有仔细询问患者的药物过敏史，给患者开出了致敏的药物，导致患者出现皮疹等过敏反应，后经医院治疗过敏反应消除。患者的原发病情好转后，医院曾要求患者自行出院，可患者却以种种理由推脱一直滞留医院，自2002年起，医院先后向患者下发6次出院通知，医院还找到公证处为他们向患者签发出院通知书进行了公证，最后医院迫不得已，将此事诉至法院，要求法院将患者请出病房。应该说类似的事件不在少数，患者常是因为医患纠纷得不到满意的解决，而以拒绝出院的方式给医院“找麻烦”，而且往往同时也不交纳住院费用，有的患者还无理取闹，干扰正常医疗工作，严重影响了医院的正常工作秩序，为此医院大伤脑筋。一项学会的调查统计数字，76.67%的医院发生过患者及其家属在诊疗结束后拒绝出院，且不交纳住院费用的事情。

✲ 相关法律、法规

《中华人民共和国民法通则》**第六条** 民事活动必须遵守法律，法律没有规定的，应当遵守国家政策，第七条规定：民事活动应当尊重社会公德，不得损害社会公共利益，破坏国家经济计划，扰乱社会经济秩序。

《执业医师法》**第二十一条** 医师在执业活动中享有下列权利：在注册的执业范围内，进行医学诊查、疾病调查、医学处置、出具相应的医学证明文件，选择合理的医疗、预防、保健方案。

上海市公安局、上海市卫生局颁发的《关于对本市医院医疗治安秩序开展专项整治工作的通知》**第十九条** “因医疗事故致残的病员不需要继续住院治疗的，产妇死亡留有活婴的，由其家属接受出院；无家属的，由其所在单位接受出院”；第三十四条也规定：“因医疗事故致残，但不需继续住院治疗的病员，或因医疗事故死亡的产妇遗留的活婴，其家属应及时办理出院手续；无依无靠、无家可归的，由当地民政部门收容安置”。于2002年8月13日开始实施的上海市公安局、上海市卫生局《关于维护医疗机构正常工作秩序的通告》**第七条** “医疗机构出具有效的出院通知后，住院患者不得以任何理由长期占据病床拒不出院。”如果仅认为未达到其预期目的即强占病房，拒不办理出院手续，想住就住，不想住就回家，严重干扰了医院的正常医疗秩序，本案中人民法院判决其迁出病房是完全符合法律的规定，是符合社会公共利益原则的。

✻ 应对措施

1. 解决医患矛盾以沟通为主

医疗机构不是养老托老的机构，在患者病情稳定或好转符合出院标准的情况下，收到医疗机构签发的出院通知书后，患者就应当结清住院费用办理出院手续。医生对患者拥有诊疗权，对患者该不该采取医疗措施，该应用何种诊疗方案，是由医师向患者提出，患者知情同意后才可以实施的，患者不能要求医生完全按照其自己的设想安排诊疗。患者拒不出院的行为干扰了医院的正常工作秩序，尤其对于一些床位紧张的大医院，也直接影响到了其他患者的就诊。患者不支付住院费用的，更是违反了医疗服务合同。以上这些情况都要和患者进行有效的沟通。

2. 积极处理遗留纠纷

出现不出院的情况，一般都是因为患者与医院事先就有纠纷，医院应该针对矛盾根源与患者积极协商处理。如果协商无法解决，医院可以征得患者同意通过第三方（如北京市卫生法学会医疗纠纷调解中心）对双方的原发争议进行评判或调处，甚至有的医院出钱让患者诉讼解决纠纷。一般说来，只要医院不是漠视或排斥的态度，愿意配合患者将问题解释清楚，大部分矛盾都可以得到化解。

3. 寻求法律途径解决

如果医院主动解决问题的诚意无法得到患者的认同，医院就应当及时诉诸法律，起诉到被告所在地法院，维护自身权益。但是，问题未解决之前，医院不要自行采取强制措施，这样往往会使矛盾更加激化，有时甚至引发极端事件。在处理过程中，医疗机构应当注意采取以下策略：①在协商时注意保留相关证据，如双方的谈话录音；用书面的方式将出院通知告知对方当事人。出院通知书一式两份，一份院方存留，一份患方存留。被通知者要同时在两份上签字。如患方拒绝签字，可请在场的第三方（其他人员）作证，如实记录；②对于明显不合理的治疗和用药患方有权提出质疑；③及早起诉，请求人民法院予以支持，排除妨碍；④诉讼阶段，可以申请法院对患者医疗的合理性进行医学鉴定；⑤在起诉后申请人民法院先予执行，以尽快地恢复医院的正常医疗秩序。

患者的病情未稳定家属强行要求外出怎么办

✲ 事件经过

精神分裂症患者王某，男性，36岁，由其母亲送入某精神病医院住院治疗。因其病情较重，治疗一个月后，仍存有大量精神病性症状，患者否认自己有病，多次要求出院回家，医生均未允许。某日其母前来探视，患者以医院伙食不好为由，要求其母带其去饭店改善饮食。其母听从患者要求，向医生请求带患者外出就餐。医生考虑到患者病情仍不稳定，担心患者外出会发生意外情况，故不同意患者母亲的请求。但患者母亲自认为最了解自己的儿子，患者肯定能听从自己的话，故强烈要求带患者外出，并保证看护好患者不出意外。医生无奈，只好请其母签写了一份“患者外出期间，由家属负责患者的一切情况，如发生意外，医院不负任何责任”的保证书后，允许其母带患者离开医院。患者午餐后拒不听从其母的返院劝告，强行挣脱其母手臂，独自一人乘车离去。之后其母电话告知医院整个事情经过，并请医院帮助寻找。医院立即派人前往现场。此时，已无患者踪影，也无从寻找。

✲ 相关法律、法规

《医疗事故处理条例》**第十一条** “在医疗活动中，医疗机构及其医务人员应当将患者的病情、医疗措施、医疗风险等如实告知患者，及时解答其咨询；但是，应当避免对患者产生不利后果”。

《北京市精神卫生条例》**第三十条** “…重性精神疾病患者要求出院，但精神科医师认为患者不宜出院的，应当告知理由，由其监护人或者近亲属决定是否出院，并由医疗机构在病历中记录”。

✻ 应对措施

1. 首先要充分详细地向家属告知，包括患者疾病的诊断，服药情况，目前存在的症状、疾病的风险、可能发生的意外等。此时医护人员应该在充分、详细的告知后，请患者和家属签写一份知情同意书。

2. 精神病患者多数不愿住在精神病医院里，他们会寻找借口和机会离开医院。在临床工作中，类似的事情并不少见，患者和家属往往不听从医生的劝告，而按自己的想法做事。要向家属明确告知治疗建议，如不宜出院或不宜外出等。

3. 请家属签字时，不能简单签写名字就完事，应让家属书写明确的意见，如“上述告知已详细阅读并充分理解，本人决定带病人某某外出，一切不良后果由本人承担。”

4. 如果家属不签署知情同意书，那么医院就应该坚持原则，不允许家属带患者外出。总之，精神病医院在对精神病人的管理上，一定要谨慎小心。要求家属签写知情同意书，并不完全是出于自我保护，同时也是为了保护病人的利益，制约家属行为，促使家属能够配合医院，为病人提供最优化的医疗服务。

患者擅自服用自带药怎么办

✲ 事件经过

患者王某因患精神分裂症而住进精神病医院治疗，医生根据王某的病情确定了治疗方案，并选用了一种适合的抗精神病药物。住院治疗期间，医生在定期的常规检查中发现，患者化验检查肝功能明显异常，医生根据各种检查结果和临床表现综合分析，考虑肝功能异常可能是治疗精神分裂症的药物所致药物性肝损害，但医生疑惑，根据经验和患者的身体情况来看，当前的药物剂量是常规剂量，一般不会导致肝功能如此异常，医生为了安全起见，改变治疗方案，准备换用另一种药物，就在此期间，护士意外发现家属给患者服用某种胶囊制剂，医生随即了解详细情况，原来，家属求治心切，听信某广告宣传，从某处购买了不知具体配方的一种号称是纯中药制剂的胶囊，每日私自给患者服用，期望中西医结合治疗使患者病情尽快痊愈，结果是多种药物共同影响，致使患者肝脏功能受到了损害。

✲ 分析思考

每一位医生都希望把自己的患者尽快治愈，没有一个医生愿意看着自己的患者病情不愈、甚至加重，这是职业道德使然，也是良心和名誉使然。而患者方面的愿望更不用说，当然是想尽快治好疾病。医生和患方的目标是一致的，这毋庸置疑，但是，在为了达到共同目标的过程中，医生和患方的所作所为却不尽相同，分析原因如下：

1. 医生和患方对疾病的认识水平不同

医生拥有医学专业知识，能够较为客观的分析病情，从而做出较为科学的判断，制定出较为合理的治疗方案。而患方缺少医学知识，只是靠生活经验或他处信息判断，对疾病的认识理解是相对片面的，因而做出的决定也是不科学的。

2. 医生和患方关注的重点不同

医生常常关注的重点是疾病本身，而忽略了作为患者的人，即医生眼中只有“病”而没有“人”。患方的需求不仅限于疾病本身，还要求医生关注整个“人”。

3. 医生和患方的心情态度不同

医生见惯了疾病、患者，因而面对疾病和患者时，医生的态度是冷静的、谨慎的。患方则完全不同，当疾病发生在他们身上时，就是百分之百的不幸，他们的心情非常急切、不安，难免操之过急。

4. 患方对医生并不完全信任

这是非常重要的一点。患者已经住院治疗了，但仍在悄悄地服用自己的药物而没有告诉医生。造成不信任的原因可能有很多种，有来自医生方面的，也有来自患者方面的。

✻ 处理方法

1．向患方详细说明疾病的有关情况，包括疾病诊断、严重程度、危险性、治疗方案、各种风险、治疗费用等。

2．向患方说明医生的态度和目的，取得患方的信任和配合。

3．沟通时一定要考虑到患者方面的心情，要站在患方的立场，让患方能够感受到医生不仅关心他的疾病，更关心他的痛苦，让患方感受到医生是真正在为他们着想！

4．不要忘记签署一份知情同意书，如果有了上述的有效沟通，签署什么样的知情同意书都不是困难的事。

5．经过上述努力后，如果患方仍然不能配合，那么不得已就需要考虑建议患者更换医生或医院了，这时仍然需要签署一份知情同意书。

住院患者被其他人伤害怎么办

✲ 事件经过

患者刘某，男性，30岁，因患精神分裂症而住进某精神病医院治疗，约3个月后病情明显好转。医生与家属约好出院日期，就在计划出院当天的早餐时，另一名住院的精神分裂症患者赵某将一碗热粥倒在了刘某的头上，致使刘某右耳后、右肩、后颈部烫伤。值班医生护士立即给予凉水冲洗。后经外科诊断为Ⅱ度烫伤，给予烧伤膏外敷、暴露疗法。事情发生后，医院向患者和家属表达了歉意并主动表示愿意为患者治疗烫伤。家属提出具体要求：患者继续住该院，烫伤的治疗全部由医院负责，自烫伤日起，住院费用由医院承担，直至烫伤痊愈后才出院。医院同意了家属的要求。之后医院又找到倒粥患者的家属，建议其看望伤者表达心意。该家属表示同意并购买了礼物到医院看望了伤者，伤者家属表示接受并未责怪。二周后患者顺利出院，患者及家属未再因此事与医院发生纠纷。

✲ 事件分析

这是一起在精神病医院内患者伤害另一名患者的事件。伤人者是精神病人，被伤者也是精神病人，伤人行为是在精神病医院的看护下发生的。事情的最终结局是，涉及此事的各方都接受最后结果，未提出异议。可以说，这是一个圆满的结局。受伤者一方是完全无辜的，病人在毫无防范的情况下被他人伤害，理应提出主张，维护自己的合法权益，事实上，受伤者一方所提出的要求并不过分，完全符合现实需要，甚至有些偏低（没有提出精神损害补偿），由此可以看出，受伤者一方对解决问题是非常有诚意的；伤人者是精神分裂症患者，无法要求其对伤人行为承担责任，而伤人者家属愿意去看望受伤者并表达心意，对于问题的最终圆满解决也起到了积极的作用；精神病医院在管理病人过程中，疏于看护致使病人受到伤害，理应为该事件承担责任，并为受伤者被损害的利益买单。可喜的是，院方并没有回避或推脱责任，而是主动致歉并积极寻求解决办法。正是由于这种实事求是、勇于承担责任的坦诚态度，得到了受伤者一方的信任。同时因院方的努力而促使伤人者一方积极配合，最终使问题得到很好的解决。

✲ 防范措施

1. 医院首先要对受伤者给予积极救治。不管家属态度如何，也不管伤人行为出于什么动机，医院都应该为受伤者积极治疗。因为医院要承担疏于看护的责任。

2. 与家属协商时，医院方面要态度坦诚，对应该承担的责任不推脱，要明确表态。如果家属提出的要求不算过分，那么医院就直接接受，但也要注意协商细节，并且签署协议。

3. 如果家属提出了不切实际的过分要求，那么不管受伤者伤情有多重，医院都不能轻易答应，需要继续谈判或者走法律途径解决纠纷。

面对精神病患者的照护职责怎么办

✻ 精神病患者是特殊患者

江苏省苏州市一名身患抑郁症的男青年在住院治疗期间跳楼自杀，病人家属和医院就医院是否应承担责任打起了官司。入院时袁某的家属与医院签署了《开放病区医疗服务告知同意书》，第五条明确："根据病情需要，您住院期间每日需家属24小时陪护，陪护者负责好对病员的监护，履行好监护权，请勿擅自离开，如中断陪护，病人发生自杀、自伤、外跑、摔伤、伤人破坏等行为和非医疗过程中意外情况，家属应负全责，院方不承担任何法律责任。"《病人住院须知》第五条明确："留陪客者应负责对病员的监护，履行好监护权。如病人发生自杀、自伤、外跑和非医疗过程中以外情况，家属应予理解，对此医院不负责。"

2006年10月27日中午11时左右，袁某的家属去食堂买饭时，无人看管的袁某一个人自行跑到病房大楼北面的原浴室楼，从楼上跳下致全身多发性骨折，当即被送入苏州市中医院进行治疗。11月29日，袁某因抢救无效死亡，死亡诊断为"脑出血、脑外伤、多发性骨折、弥散性血管内凝血"。为此，家属将医院告上法庭。

苏州市某区人民法院认为：袁某入住医院后，医院虽具有为袁某提供治疗、护理服务等义务，但并不因此成为袁某当然的监护人。因为精神病院是接受精神病人的监护人（亲属或所在单位或所在居民委员会）的委托，对精神病人进行强制性治疗，在法律上是对精神病人进行救护。在接受对精神病人治疗的同时，精神病院并没有接受法律监护人的资格，并不当然具有对精神病人的监护职责。且在袁某入院时，医院与袁某家属签署了《开放病区医疗服务告知同意书》和《病人住院须知》，向其告知根据病情需要，在袁某住院期间需要家属24小时陪护等情况，父母作为具有完全民事行为能力的人对此应当是明知的。因此，在袁某住院期间，其监护责任仍应当由其家属来承担，其父母对袁某的人身安全和行为具有监督和保护责任，医院不具有监护的职责。事发当天，其父外出买饭而将袁某独自留在病房，造成袁某外出并最终跳楼身亡，家属的疏于监护是造成袁某死亡的主要原因。其父母主张《开放病区医疗服务告知同意书》和《病人住院须知》是医院单方面制作的免除其责任的无效格式合同，依据不足，不予支持。

医院在治疗过程中未能尽到高度注意义务，存在着疏忽大意的过失。另外，医院的原浴室楼存在着安全隐患，该楼离开放式病区大楼很近，但其外部楼梯直达楼顶而无任何阻隔设施，楼顶平台的栏杆90公分的高度也较低，也为袁某跳楼自杀提供了便利，因而医院对袁某未能尽到安全保障义务。因此判决医院承担20%的赔偿责任，一次性赔偿原告医疗费、死亡赔偿金、丧葬费、精神损害抚慰金等赔偿费用合计人民币8.8万余元。

✲ 相关法律、法规

《民法通则》**第十七条**　有权充当精神病人的法定监护人的依

次分别为：配偶，父母，成年子女，其他近亲属，关系密切的其他亲属和朋友愿意承担监护责任并经有关机关同意的，精神病人的所在单位或住所地的村民委员会、居民委员会或民政部门。

✲ 应对措施

1. 精神病患者作为一类特殊的高危人群，精神病医院不是精神病人的监护人，对在院精神病人不负监护责任，虽然对其不是监护责任，但是因有严格、全面的照护责任。精神病患者在医院发生了损害，而是基于法律规定及病人和医院之间订立的住院治疗合同产生的。应当理解为精神病患者比一般住院患者的关怀度要高，各项防范措施要更细致和严密。所以，医院对精神病患者具有一定的监护职责（看护职责），这种监护职责具有高度的注意和照护义务。

2. 虽然精神病医院对病人无监护责任，但并不意味着精神病医院对于伤害事件的发生完全没有责任，相反，由于医院对患者受到伤害负有过错责任，当一起伤害事件发生后，医院若不能证明自己没有过错，那么就要承担法律责任。

3. 精神病医院的责任　精神病医院封闭式管理的住院患者受到非医疗伤害，既是不属于医疗事故，医院也要承担民事责任。

代理签署知情同意书怎么办

✲ 你们医院有过类似情况吗？

医院对一患者决定择期手术，家属以回家讨论为由要求把知情同意书带回家签字。手术当天，家属均在场且未对是否手术及手术方案表示反对。手术结束后，患者家属认为没有达到理想的效果，否认曾在手术同意书上签字，称“不知何人所签”，医院没有审查签字人的身份，对患者的治疗方案产生疑问，因此要求医院承担赔偿责任。法院受理后查明，手术同意书上的签字是患者家属委托同病房其他患者家属代签的。

临床此类事情的发生，包括患者及家属不会写字让未成年子女签字、让同事签字、让同病房的患者签字，甚至还有的医务人员为了省事，自己在患者栏内签字。殊不知这些行为都为以后的纠纷埋下了伏笔。

✲ 相关法律、法规

《民法通则》**第六十三条**　公民、法人可以通过代理人实施民事法律行为。代理人在代理权限内，以被代理人的名义实施民事法律行为。被代理人对代理人的代理行为，承担民事责任。

依照法律规定或者按照双方当事人约定，应当由本人实施的民事法律行为，不得代理。

第六十四条 代理包括委托代理、法定代理和指定代理。

委托代理人按照被代理人的委托行使代理权，法定代理人依照法律的规定行使代理权，指定代理人按照人民法院或者指定单位的指定行使代理权。

第六十五条 民事法律行为的委托代理，可以用书面形式，也可以用口头形式。法律规定用书面形式的，应当用书面形式。

书面委托代理的授权委托书应当载明代理人的姓名或者名称、代理事项、权限和期间，并由委托人签名或盖章。

委托书授权不明的，被代理人应当向第三人承担民事责任，代理人负连带责任。

第六十六条 没有代理权、超越代理权或者代理权终止后的行为，只有经过被代理人的追认，被代理人才承担民事责任。未经追认的行为，由行为人承担民事责任。本人知道他人以本人名义实施民事行为而不作否认表示的，视为同意。

第六十八条 委托代理人为被代理人的利益需要转托他人代理的，应当事先取得被代理人的同意。事先没有取得被代理人同意的，应当在事后及时告诉被代理人，如果被代理人不同意，由代理人对自己所转托的人的行为负民事责任，但在紧急情况下，为了保护被代理人的利益而转托他人代理的除外。

✻ 如何对待代理签字

1. 上述案件经法院审理后认为，被代理人患者及其家属明确知道手术日期，并在手术前积极配合，手术当天患者家属均在场，且在麻醉和手术过程中没有提出任何反对意见，据此可以认定患者及其家属对手术同意书上的签字已经以行为做出了追认。该代理有效，驳回对医院的起诉。

2. 手术同意书的签字一定要在医师办公室经过详尽、明确的告知后当场进行，如果拿回家，即使已签字也一定要让家属当面再签一次确认，以免产生不必要的纠纷。

3. 签署手术同意书时院方要核实家属身份，虽然目前法律没有明文规定医院有核实患者家属身份的义务，但从医疗服务合同的角度来分析，医院应有对双方签署的协议有审核义务。医院让无法行使知情同意权的病人的家属或者关系人签字，一是代表病人与医院签订医疗服务合同，二是代表病人对病情及治疗方案的知情同意。从合同的附随义务上讲，在对患者实施重大的诊疗措施时，如果患者神志不清，医疗机构应当有义务在形式上审核患者家属或其他关系人的身份。

4. 审核签字人身份时，为保障院方自身的权益，要审核相关证件，患者有患者的授权委托书、患者和受委托人的身份证明。当发现可疑之处，或者情况复杂有可能引发纠纷时，院方还要患方提供身份证、户口簿或政府机构出具的亲属关系证明等，并附病历资料存档。这对医院来说不仅是义务也是权利，可以更好地保护医患双方的合法权益。

患者住院发生非医疗损害怎么办

✲ 院内非医疗损害

北京的张先生因病入住北京某三级医院，医嘱二级护理。一天清晨，张先生坐在住院部楼下台子上休息时，突然向后摔倒跌落至身后约三米高的台阶下，造成开放性颅脑骨折等损伤，被鉴定为六级伤残。刘女士因住院病区走道上有水导致自己滑跌在地，造成左臂肱骨粉碎性骨折并移位。诸如此类事件：患者在医院自杀、滑到、跌倒、噎食、外伤、坠床、外出发生车祸等，这些责任是由家属承担还是医院承担。按照现有法律和医疗规范，医院负责的是医疗照护责任，还是包括患者的全部生活在内的照护责任？

上述同种类型的纠纷在不少医院都发生过。很多人认为，作为一个公共场所，医院每天人来人往，在医院里摔倒应该自己负责。但是，根据有关法律的规定，情况并非如此。这涉及医院的安全保障义务。

✲ 相关法律、法规

最高人民法院公布实施的《关于人身损害赔偿若干问题的解释》**第六条**　从事住宿、餐饮、娱乐等经营活动或其他社会活动的自然人、法人、其他组织，未尽合理限度范围内的安全保障义务致使他人遭受人身损害，赔偿权利人请求其承担赔偿责任的，人民法院应予支持。因第三人侵权导致损害后果发生的，由实施侵权行为的第三人承担赔偿责任。安保义务人有过错的，应当在其能够防止或者制止损害的范围内承担相应的补充赔偿责任。安保义务人承担赔偿责任后，可以向第三人追偿。赔偿权利人起诉安保义务人的，应当将第三人作为共同被告，但是第三人不能确定的除外。

虽然该法条并没有十分明确的指出医疗机构具有安保义务，但是以非列举式的方式表明了承担法律义务的责任主体范围，医疗机构也相应地成为法律责任主体，承担法定的安全保障责任。据此，如果能够明确是由于第三人的行为造成患者及其家属人身伤害的，那么侵害人本身就是第一赔偿责任人，医院仅承担补充赔偿责任，并且，承担赔偿责任的范围仅限于其未能够防止或者制止损害的范围内，并不是全部的赔偿责任；如果医院从人道主义的角度全部赔偿，则可在赔偿后向侵害人要求追偿。

医疗损害赔偿纠纷中，违约责任或者侵权责任有所区别：

(1) 归责原则：违约责任适用严格责任原则，即只要有违约行为就应当承担违约责任，而不考虑违约方是否有过错；侵权责任适用过错责任原则。

(2) 举证责任之分配：以侵权之债提起的医疗损害赔偿，实行“举证责任倒置”，患者只需证明损害事实及医疗行为之存在即可，而医院须举证证明自己无过错；以合同之债提起的医疗损害赔偿，患者要想向医方主张权利，只需证明自己在医院就诊时受到了损害，除非医方能证明其没有违约或有免责事由出现。在这点上，二者相差不大。

(3) 责任形式：无论侵权还是违约，均以赔偿损失为主要责任形式。

(4) 诉讼时效：违约之诉的时效期间是两年；提起侵权之诉为一年。

(5) 赔偿范围：违约责任主要赔偿财产损失；侵权责任既包括财产损失，也包括精神损害，这是二者的最大不同之处。

(6) 免责条款：侵权责任中不承认约定的免责条款，而合同责任中约定的免责条款则并非当然无效。违约责任还是侵权责任对医患双方权益的保护是存在差异的。在医患关系中，医方通常要求患者方签订住院知情同意书、手术同意书等来实现免责，对治疗中发生的损害不得提出异议。在司法实践中，对这种免责条款，一般以违反公序良俗或有失公平为由认定无效。

✼ 医院应如何履行安全保障义务

临床中很多医疗纠纷的发生不是由于医疗行为造成，而是患者在住院期间发生的非医疗性损害，甚至是“第三人”的问题造成的人身伤害，医院却要承担法律责任。医院作为公共场所，即使其张贴了相应提示，如果其相关设施、设备存在某些安全隐患并由此给公众造成损害，这类提示仍不能免除院方责任。那么医方怎样做到法律赋予的义务呢？

1. 从建筑设计就要考虑到如何减少使用中的人身伤害事件。建筑物、配套设施设备应当安全可靠，符合国家强制标准、行业标准或者达到进行正常经营所需的安全标准。《民用建筑设计通则》第

4.5.2 条窗："四、窗台低于 0.80m 时，应采取防护措施"；1989 年的《综合医院建筑设计规范》是中国医疗建筑设计的行业标准。2003 年，中国医院协会医院建筑系统研究分会，曾主持编辑了《综合医院建筑设计规范（修订版)》，其第 3.7.3 条"防护"中规定，"对诊断室、治疗室的墙身、楼地面、门窗、防护屏障、洞口、嵌入体和缝隙等所采用的材料厚度、构造均应按设备要求和防护专门规定有安全可靠的防护措施。"但整个修改版规范中，未提及如何对医院的高层病房、厕所以及楼道中的窗户进行防护，这不能不说是一个法律规定的缺口，完善工作亟待进行。另外，对建筑物、设备设施要进行必要的日常维护，使它们处于安全的运行状态；对可能出现的风险采取足够的安全防范措施，配备适量合格的安保人员。

2. 建立健全各种管理制度，明确各岗位职责、工作质量标准，使得各个岗位人员的工作有统一的执行规范和评定标准。现在比较流行的质量管理体系认证不失为一个好的选择。

3. 医院要尽到注意义务。强化防范意识，做好防范工作，以应付日后可能发生的纠纷。总之，基于医疗行业的特点，医院履行安全保障义务，仅仅依据医疗卫生管理法律法规、部门规章和诊疗护理常规的要求，是远远不够的，应该尽到管理人的高度注意义务。

患者或家属不签署知情同意书怎么办

✻ 不签知情同意书能否实施手术

北京某医院产妇家属不签字拒绝手术导致母婴死亡，引起了社会的广泛关注和讨论，不签署知情同意书医院能否手术，北京电视台曾现场直播报道：正方认为救死扶伤应做手术，反方认为遵守法律规定不签字不能做手术，意见争论激烈，这给临床医生带来了是守法还是救命两难的境地。中央电视台另一报道：浙江某县医院因为剖腹产家属不签字，医院请示上级，卫生局副局长指示：为了抢救生命，家属不签字，由医院负责人签字，立即实施手术。结果抢救了产妇母子生命。那么，临床医生再次遇到此类情况如何处理？

✻ 相关法律、法规

《中华人民共和国侵权责任法》**第五十六条**　因抢救危急患者等紧急情况，不能取得患者或者其近亲属意见的，经医疗机构负责人或者授权的负责人批准，可以立即实施相应的医疗措施。

✻ 履行知情同意是医生的法定义务

1．这样的情况必须书面履行告知

患者有知情权、选择权和最终决定权，医院要进行特殊检查、特殊治疗、手术前，要同患者签署知情同意书。知情同意权是指病人有权知道自己的病情，对医务人员所采取的医疗防治措施有权决定是否同意的权利。知情同意书是医疗机构及医务人员在执业过程中，在履行告知义务时，向患者或患者家属如实介绍病情、医疗措施及医疗风险后，与患者或其家属共同签订的一份医疗法律文件。医务人员在填写这样一份医疗法律文件时，既要重视，又要规范，真正使其发挥应有的作用。

2. 不同情况履行告知要注意

医务人员应当将患者的病情、医疗措施、医疗风险等如实告知患者，及时解答其咨询；在满足病人对病情和治疗措施及风险的知情同意同时，还要注意到有的疾病（如晚期癌症），在病人知情后对精神、心理、治疗上的不利后果以及病人家属的保密请求，此时医生要注意谈话的方式、方法，注意技巧；或者由患者出具“授权委托书”，确认病人接受特殊检查、治疗和手术时，由其一到两位直系亲属或近亲属作为代理人行使知情同意权，防范由此引发的医疗纠纷。

3. 间接取得患者知情同意的证据

临床遇到患者或者家属不签字的情况，要查找原因是什么，然后对症处理，达到履行完整的法律手续。在特殊情况下，医生可以采取与之谈话的形式，把告知的内容、患者的权利、采取医疗措施的选择、产生的各种后果，以及时间、地点、既往告知的情况等等，以录音的形式保留下来，这样在法律上具有音像证据的作用，也为一旦发生纠纷提供举证，成为医方免责的证据。

多个家属对签字意见不统一时怎么办

✲ 医生经常会碰到的局面

某医院收治一名老年男性患者，长期卧床，失语老人患有冠心病、心力衰竭、高血压病、糖尿病、中风后遗症等多种疾病，神志不清，一般情况很差。医生按照常规处理后，由于患者外周静脉条件较差，为进一步积极抢救患者，医生想为患者进行深静脉置管，保护外周血管，并便于辅以静脉营养支持。同时，医生向患者家属下达了病重通知书，并询问家属一旦患者出现病危情况，是否同意进行气管插管、胸外心脏按压等抢救措施。家属们此时出现了不同意见，有的子女表示不同意深静脉置管、也不同意任何有创抢救措施，甚至不同意使用任何营养支持药品，只同意使用最基本的维持生命的药物；另一部分子女却表示不惜代价，全力抢救患者，同意深静脉置管，要求使用一切治疗药品，必要时可以进行气管插管等有创抢救。两种意见互不相让，医生感到无所适从。

✲ 相关法律、法规

《医疗机构管理条例》**第三十三条** “医疗机构施行手术、特殊检查或者特殊治疗时，必须征得患者同意，并应当取得其家属或者关系人同意并签字；无法取得患者意见时，应当取得家属或者关系人同意并签字；无法取得患者意见又无家属或者关系人在场，或者遇到其他特殊情况时，经治医师应当提出医疗处置方案，在取得医疗机构负责人或者被授权负责人员的批准后实施。”

✲ 应对措施

1．充分说明患方享有选择权和同意权

患者的选择权和同意权使知情权成为可以支配的权利，没有选择权、同意权的患者知情权是没有实际意义的。因此，医方应当切实履行告知说明义务。如果由于医方违反法律规定没有切实履行告知说明义务，从而引起患方医疗损害的，就应当承担相应的损害赔偿责任，反之则不然。

2．说明患者目前的病情、诊疗计划及预后

请他们必须从近亲属中选出一位作为患者的授权委托人，全权代理患者的各种知情权和选择权。

3．选择同意家属意见

条例并未规定必须全部家属同意才能实施手术，只要有法定的亲属签字，并承担医疗费用，医生就可实施治疗和手术，医生的行为是合法的。医院方有任何告知都只对患者的授权委托人，家属们有任何意见、想法，也都要通过授权委托人向医院提出。把患者的授权委托人需要做的几种选择告知清楚。给对方一个期限，要求作出选择，并签署书面的知情同意书。

4．建议出院转院

如果家属意见争执严重，不能达成协议，医院只好履行医方的转移义务，建议患者出院或者转院。

患者或家属不配合治疗怎么办

✲ 分析不配合治疗的原因

临床上，无论门急诊还是病房，有时会碰到这样的情况：医生精心为患者制定了治疗方案，而患者或家属因种种原因拒绝，给医生的工作带来了困难，同时也增加了医疗活动的风险。这时，医生应该冷静分析其拒绝的原因，一般来讲有以下几点：①患者或家属对医生的治疗方案不信任，自认为应使用另外的方案；②患者或家属对治疗的最终期望与医生的最终期望不一致；③患者或家属因为经济原因，承担不起相应的治疗费用等。

✲ 相关法律、法规

《医疗事故处理条例》中规定，患者享有以下几方面的知情权：①基本信息了解权：患者有权知道自己的病情、诊断、治疗情况；②医疗风险知情权：患者有权知道医师拟定给自己实施的手术、特殊检查、特殊治疗的适应证、禁忌证、并发症、疗效、危险性、可能发生的其他情况；③治疗措施和治疗方案的知情权；④其他权利。

根据我国现有法律规定患者有关的义务：①有如实陈述病情的义务；②有配合医疗机构和医务人员进行一切检查治疗的义务（遵守医嘱的义务）；③支付医疗费用及其他服务费用的义务；④尊重

医务人员的劳动及人格尊严的义务；⑤有遵守医疗机构规章制度的义务；⑥有不影响他人治疗，不将疾病传染给他人的义务；⑦有爱护公共财物的义务；⑧有接受强制性治疗的义务（急危病人、戒毒、传染病、精神病等）。

✲ 应对措施

1．有效沟通尊重患方的选择权

若患者或家属对医生的治疗方案不信任，自认为应使用另外的方案。此时医生应该考虑一下患方提出的方案的合理性与可行性，如果认为没有合理性与可行性，就要摆出充分的理由，向患方说明，同时说明建议采用的治疗方案更适宜患者目前的病情，如果有必要，年轻的下级医生可以请上级医生或科主任出面与患方沟通，会增加患方的信任感。如果患方提出的方案也同样有可行性，患方又很坚持，那么可以采纳患方的意见，但是事先要在病历中写明“患方强烈要求采用此治疗方案，并对此方案可能产生的不良后果有充分的考虑，并愿承担由此引发的一切责任”，并让患方签字确认。

2．患者有配合医生治疗的义务

若患者或家属对治疗的最终期望与医生的最终期望不一致。此种情况又分为患方的最终期望过高和较低两种。患方的期望过高时，可能要求采用非常积极的治疗方案，对一些“道听途说”的疗效不肯定的方法也想积极尝试，医生应该冷静考虑患方的想法，结合患者的实际，客观评价其作用，分析其可能给患者带来的利弊，给患方一个明确的建议。患方的期望较低，常见于一些老年慢性病患者，久病在床，家属因种种原因已经不太愿意积极地投入精力和经济为其治疗，所以会拒绝医生提出的很多诊治方案，这时医生也要弄清楚家属和患者的真实想法，优先尊重患者本人的意愿，如果患者已经不能正常表达其意愿，就应优先尊重其授权委托人的意见，并在病历中详细记录，请患方代表签字确认。

3. 医疗人性化服务

若患者或家属因为经济原因，承担不起相应的治疗费用。此时医生应该充分考虑患方的困难，力争在患方能承受的范围内调整治疗方案，为其选择一个相对价廉又效佳的方案。总之，医生应该耐心地给患方解释，向其告知清楚，让患方最大限度理解医生的想法，力求达成共识，让患者认同医生所要采用的治疗方案。

4. 要保留患者及家属不配合治疗的证据

产生不利后果要承担责任，如果患方仍拒绝配合治疗，医生应该将因患者不配合可能对患者引起的不良后果明确告诉患方，并在病历（包括门诊手册或住院病历）中如实记载，并以“病情告知书”或“治疗知情同意书”的形式告知患者，请患者或家属写明选择的结果，并签字。这样，只要尽到告知义务，患者也充分履行了其选择权和同意权，即便事后出现了医疗纠纷，也不应该因此而认为医院有责任。

住院期间提出复印病历怎么办

✲ 患方没有出院提出复印病历

复印病历是患者和家属的权利，但是，一些患者在住院期间就提出复印病历，医生往往以简单话语回绝“还没出院，印什么病历？不能印!”，这样就引起他们的不满，有些患者或家属找到科主任或医院主管部门，甚至发生纠纷。那么患者住院期间能否复印病历呢？

✲ 相关法律、法规

《医疗机构病历管理规定》**第十二条**　医疗机构应当受理下列人员和机构复印或者复制病历资料的申请：

（一）患者本人或其代理人；

（二）死亡患者近亲属或其代理人；

（三）保险机构。

第十三条　医疗机构应当由负责医疗服务质量监控的部门或者专（兼）职人员负责受理复印或者复制病历资料的申请。受理申请时，应当要求申请人按照下列要求提供有关证明材料：

（一）申请人为患者本人的，应当提供其有效身份证明；

（二）申请人为患者代理人的，应当提供患者及其代理人的有效身份证明、申请人与患者代理关系的法定证明材料；

（三）申请人为死亡患者近亲属的，应当提供患者死亡证明及其近亲属的有效身份证明、申请人是死亡患者近亲属的法定证明材料；

（四）申请人为死亡患者近亲属代理人的，应当提供患者死亡证明、死亡患者近亲属及其代理人的有效身份证明，死亡患者与其近亲属关系的法定证明材料，申请人与死亡患者近亲属代理关系的法定证明材料；

（五）申请人为保险机构的，应当提供保险合同复印件，承办人员的有效身份证明，患者本人或者其代理人同意的法定证明材料；患者死亡的，应当提供保险合同复印件，承办人员的有效身份证明，死亡患者近亲属或者其代理人同意的法定证明材料。合同或者法律另有规定的除外。

第十五条 医疗机构可以为申请人复印或者复制的病历资料包括：门（急）诊病历和住院病历中的住院志（即入院记录）、体温单、医嘱单、化验单（检验报告）、医学影像检查资料、特殊检查（治疗）同意书、手术同意书、手术及麻醉记录单、病理报告、护理记录、出院记录。

✻ 应对措施

1. 了解患方要求复印的原因

当患者或家属在住院期间提出复印病历的要求后，医生应态度和蔼，首先问清楚原因。大多数患者和家属在住院期间提出复印病历的要求，主要原因有：①希望保存一些自己的病历资料，以备以后参考；②病情比较复杂，诊断不明确或治疗效果不佳，患者或家属希望带一些病历资料到其他医院去进一步会诊；③患者或家属对诊疗有异议，想多了解病情，带有敌对情绪，甚至找病历中的毛病；④其他原因：如参加商业保险的患者，连续住院时间较长，保险公司有特殊要求等。

2．不同原因应区别对待

患者或家属希望保存一些资料。此时可以向患者或家属解释，建议患者出院后按照医院规定时间一次性复印，通过解释大部分患者或家属都会理解和接受。患者病情比较复杂，诊断不明确或治疗效果不佳，患者或家属希望带一些病历资料到其他医院去进一步会诊。此时应该理解患者或家属的心情，积极配合和尊重患者的转院要求，帮助复印病历，并且写一份病情摘要，以便转上级医院了解情况。

患者或家属对诊疗有异议，带有发生纠纷的敌对情绪。遇到这种情况，医生要高度重视，应倾听患者或家属的意见，了解症结所在，对患者提出的问题，耐心细致通俗的回答，化解其不满情绪。其他原因：如参加商业保险的患者，连续住院时间较长，保险公司有特殊要求等。这种情况只要患者或家属说明原因，并能够提供提出要求一方的证明材料，就应该根据情况给予办理。

3．患者住院期间病历复印的程序

法律和法规没有规定患者复印病历的具体时间，如果患方提出要求，那么主管医生一定要先与患者方沟通，了解原因并报告科室主任，专人携带需复印的资料，和患方一起到医院医务科，在医务科负责同志的监督下为其复印。切忌让患方自带病历到院外复印，因为一旦医疗纠纷发生诉讼，病历资料丢失或者不全，会造成医疗事故鉴定不能，院方将无法举证，结果导致败诉。如果已经出院，就按照有关规定和医院制度复印病历，患者可以直接到医院病案室复印。

家属不要医生告诉患者得了癌症怎么办

✼ 医疗保护措施的挑战

按照传统的医疗保护观念，癌症确诊后一般情况下，医生会先通知患者的家属，根据家属的意见再决定是否告诉患者本人。对于家属，接受这样残酷的事实，不亚于晴天霹雳，家属往往都会要求不要告诉患者本人，怕本就虚弱的患者接受不了这么巨大的打击。另一方面，一些患者对自己的疾病抱有疑问，非常想了解清楚，如果医生隐瞒病情，给予的解释不能令他满意，患者甚至可能产生怀疑和误解，又会造成医疗纠纷。尤其是要给患者实施一些有创检查和治疗前，需要签署知情同意书，让患者本人签，患者就会知道真相；不让患者本人签（让家属代签），又会侵犯患者的知情同意权。

北京某大医院就发生过这样的纠纷：某高校女教师被诊断出“乳腺癌”，医院决定为其实施“乳腺癌根治术”。家属强烈要求不要告诉患者真相，所以只告知患者要做个乳腺的小手术。由其丈夫代为签署了手术同意书。待患者术后醒来，发现自己的一侧乳房被完全切除，患者难以接受，将医院告上法庭。最终法院以侵犯患者本人的知情同意权为由，判决医院赔偿患者近万元。

✲ 相关法律、法规

《医疗事故处理条例》**第十一条** “在医疗活动中，医疗机构及其医务人员应当将患者的病情、医疗措施、医疗风险等如实告知患者，及时解答其咨询；但是，应当避免对患者产生不利后果。”

✲ 应对措施

1. 告诉患者本人原则

在医疗中患者享有充分的知情权、选择权和决定权。因此，医方应当切实履行告知义务。如果由于医方违反法律规定没有切实履行告知说明义务，从而引起患方医疗损害的，就应当承担相应的损害赔偿责任。遇到这种情况，医生应当与家属密切沟通，了解患者的性格特点，并根据患者的身体情况，判断该患者对这种不良信息的承受程度。告诉的原则是患者当时的心理条件，即能接受的程度为标准，如果患者应该能够承受，而且知晓病情的真相，可能会使患者更好地配合治疗，就告诉患者其真实的病情。反之，就给予淡化病情的有限告知，如果患者存在过激的思想情绪，医生可以暂缓告诉患者本人，但是应当将真实病情告诉家属。

2. 签署授权委托书

如果认为患者可能不能接受患癌症的事实，或家属绝对不同意告知给患者，那么应该说服患者签一份授权委托书，将知情权、决策权委托给配偶、父母或者成年子女，以及近亲属，同时，应该在病情告知书上写明原因，医生、家属都要签字。这样，医生就完成了告知义务。有医患双方签字的合法授权委托书和知情同意书，在纠纷中医院作为证据是可以免责的。

3. 避免不利后果发生

在取得家属同意的前提下，告知时应注意选择好时机，注意告知的语气，主要家属也要同时在场，也可以和家属商量，先由家属告知患者。总之，应尽量避免患者因突然得知病情真相，受到强烈刺激而使病情急转直下。在告知后，尤其是告知的初期，应多注意患者的情绪变化，多向患者宣讲一些关于疾病治疗保健的知识，防止意外事件发生。

告知病情患者产生不利后果怎么办

✲ 告知也引纠纷

年过六旬的苏北王老太因病到江苏省某医院就诊，被确认为恶性肿瘤确定手术，术前一位女麻醉师按照医院规定与患者进行知情同意告诉谈话，“老太太，您好，你患的是肺癌，病情很重，需要做开胸手术，你要做好准备”，一席话没有结束，老太太由于害怕和恐惧，导致心脏病突发，经抢救无效死亡。家属认为，医院不顾患者身体状况，透露病情“吓”死了老太太，要求医院承担法律责任。

如实告知患者病情是医务人员的义务，但在实践中，存在这样一种情况，某些心理承受能力较差的患者，特别是一些地处偏远、文化较低的老年患者，一旦得知自己的真实病情，认为无药可救陷入“生死两茫茫”的痛苦境地，甚至进而采取自杀以了结生命的极端手段。

这种情况下，院方要如何保护患者的知情权呢？患者家属通常认为，医院不能以保护患者“知情权”为借口，不计后果不考虑病人的接受能力，将病情告诉病人导致悲剧发生。如果病人因为医生的“恐吓”而死亡，医院对此负有医疗不当的责任。但是相关法律又有明确规定，医院必须履行其告知义务，保障患者的“知情同意权”。那么，如何解决医患双方在“知情权”上的矛盾？

✻ 相关法律、法规

《中华人民共和国执业医师法》**第二十六条** “医师应当如实向患者或者其家属介绍病情，但应注意避免对患者产生不利后果。”

《医疗事故处理条例》**第十一条** “在医疗活动中，医疗机构及其医务人员应当将患者的病情、医疗措施、医疗风险等如实告知患者，及时解答其咨询；但是，应当避免对患者产生不利后果。”

✻ 适当履行医疗告知义务

1. 适度告知原则

王老太身患恶性肿瘤，身体素质较差，得知病情后难以承受，诱发了心脏病而猝死，并非受到“恐吓”致死。麻醉师将病情告知患者，是为了让患者在对手术做充足的思想准备，也是在保障患者的知情权，是合理合法的。但是，医院依法履行了告知义务，病人却因被告知的病情事实出现意外，这与医院救死扶伤的目的相背离。应当注意，这里存在一个医疗告知的“适度”问题。

2. 以患者心理承受能力为告知程度

按照法规医院必须保障患者的知情权；其次，医院保护患者知情权应当注意方式，避免不利后果的发生。可见，法律虽然对医疗告知有一个概括的限制性规定，但是没有确定一个具体的量化标准。在实践中，就要求临床医生根据自己的执业经验，准确判断不同患者心理承受能力的不同，掌握告知谈话的尺度和方式方法，审慎的签署各类知情同意书，注重自我保护。

3．如实告知但可以适当淡化病情

患者有权了解与治疗有关的真实信息，这也是医生应尽的义务。无论是医疗行为的益处还是风险，均应如实地向患者进行详尽的介绍。可见，相关法律对医院保障患者知情权的定位不仅限于“有无”，更重要的是告知的方式方法。在特殊情况下，医护人员可选择适当的时机及方式，避免对患者的治疗和康复产生不利的影响；或者选择向其近亲属介绍病情，者被视为对患者知情权保护的延伸。

Rh 阴性的孕妇要求引产怎么办

✲ Rh 阴性女性妊娠的特殊性

17 岁女孩因怀孕 5 个月要求引产收入院，入院后常规检查，结果为 Rh 阴性稀有血型，能否为其引产。按照新生儿溶血病发病机制，这样的孕妇第二次妊娠易发生严重的新生儿溶血病，重者可导致新生儿死亡。经医生反复向其交代病情，告知风险，但本人及父母仍坚持实施引产，经签字同意后实施了引产术，术后给予注射抗 D 球蛋白。

Rh 血型抗原是受人类第一对染色体上的三对紧密连锁的等位基因决定的。共有 6 对抗原，即 C 与 c；D 与 d；E 与 e，其中 D 抗原最早被发现且抗原性最强，故凡具 D 抗原时称为 Rh 阳性，D 抗原缺乏为 Rh 阴性，我国 Rh 阴性仅占人群中 0.24%，故 Rh 阴性血型为稀有血型。

Rh 阴性血型的孕妇，如她的丈夫是 Rh 阳性血型，容易因母婴血型不合，导致新生儿溶血病。此病特点一般第一胎发病率很低或不发病。当发生原发免疫反应后再次妊娠，很快发生次发免疫，IgG 抗体迅速上升，IgG 抗体通过胎盘与胎儿的红细胞结合导致溶血，即孕妇第二次妊娠容易发生新生儿溶血病，其死亡率高。这一情况孕妇往往不知道，产科医生遇到这样的孕妇处理需要高度慎重对待。

✲ 相关法律、法规

《中华人民共和国执业医师法》**第二十二条** 医师在执业活动中履行下列义务：

（一）遵守法律、法规，遵守技术操作规范；

（二）树立敬业精神，遵守职业道德，履行医师职责，尽职尽责为患者服务；

（三）关心、爱护、尊重患者，保护患者的隐私；

（四）努力钻研业务，更新知识，提高专业技术水平；

（五）宣传卫生保健知识，对患者进行健康教育。

《医疗事故处理条例》第十一条 在医疗活动中，医疗机构及其医务人员应当将患者的病情、医疗措施、医疗风险等如实告知患者，及时解答其咨询；但是，应当避免对患者产生不利后果。

✲ 怎样处理 RH 阴性的孕妇

1. 必须履行法定告知义务

因为孕妇对于 RH 血型没有风险概念，而作为医生对于可以导致第二胎严重溶血病的风险必须履行告知义务，否则，一旦出现再次妊娠发生死胎、死产、新生儿溶血病、新生儿死亡的可能性较大，请慎重考虑、签字，医生在病历中真实记录，再实施引产术。医生将因没有履行告知义务承担法律责任。这种知情同意书是一种特别的告知，应该以书面形式进行。

2. 建议复查和保胎

一旦检查结果为 RH 血型，为慎重起见应建议再复检一次，并检查其丈夫血型。如为已婚育龄女性第一次妊娠，医生应尽可能劝其保留胎儿，以避免下次妊娠发生新生儿溶血病。孕期监测抗体水平。产时备充足血，防产后出血。

3. 分娩后的处理

产后 72 小时内，注射抗 D 球蛋白预防抗体产生。下次妊娠可在产前预防性注射。

自带药要求医院使用怎么办

✲ 常常有患者带药到医院使用

有些患者从上级医院诊断开药后回到居住地，有的患者在药店根据自己的意愿选择购药等，然后，带着自己买的药品来医院使用，要求给予注射等侵入性治疗。那么，在使用中如果出现过敏、不良反应或者假药，导致患者发生药物损害怎么办?

✲ 相关法律、法规

《中华人民共和国执业医师法》**第二十三条** 医师实施医疗、预防、保健措施，签署有关医学证明文件，必须亲自诊查、调查，并按照规定及时填写医学文书，不得隐匿、伪造或者销毁医学文书及有关资料。

《医疗机构药事管理暂行规定》**第十八条** 药物临床应用是使用药物进行预防、诊断和治疗疾病的医疗过程。医师和药学专业技术人员在药物临床应用时须遵循安全、有效、经济的原则。

✲ 怎样处理好患者自带药

1．按首诊负责制原则，用药应由首诊医院负责，尤其贵重药品、化疗药品、易发生过敏的药品，以确保患者用药安全，如果让患者带药回当地使用，因详细写明病历，记载使用药品名称、批号、剂量、使用方法等，一般下级医院使用时核对。

2. 基层医院在使用患者自带药时，接诊医生首先让患者出示药物来源的门诊病历，审核用药是否符合本人疾病和购药医院医生的使用说明，审核药物的合法性、患者的病情和适应证，以及药物毒副作用等。没有合法来源的药物不予使用。

3. 签署一份《患者自带药使用知情同意书》，告知其使用自带药物的风险，以及所产生的法律责任，这样在严密观察下使用，并做好发生药物不良反应的应急处理措施。

附范本供参考：

患者自带药使用知情同意书

____________患者：

您携带“____________________”药品来我院使用，为明确药物责任，特将有关事项告知您。

一、您自带药品来我院治疗，由于所带药品的厂家、批号和进货渠道不同，我们不是鉴定机构，因此质量问题我们不能保证，您所带药品的质量和安全性将由您负责；

二、您所带药品在治疗过程中可能出现、但不限于以下情况：

1. 因药物引起的过敏和不良反应，如：皮疹、紫癜、过敏、过敏性休克等；

2. 可能会造成身体某些系统及脏器的损害；

3. 出现恶心、呕吐等消化系或者精神神经系统的症状；

4. 由此药物引起的其他不良反应。

三、患者及家属声明：

我已充分理解上述告知，决定使用我们所带药品，并愿意承担由此带来的风险，在治疗中或治疗后若出现过敏、不良反应或造成上述损害不追究医院责任。

患者及家属签字：　　　　　　　　　　　年　　月　　日

使用人员签字：

社区医疗上门服务出现问题怎么办

✲ 社区服务面临许多新问题

社区服务是党和国家对保证城市居民健康而实施的重要工程，近年来发展很快，但是我们医务人员在实际工作中面临许多新的问题，例如：社区上门输液，没有专门护士看护，出现反应怎么办？建立家庭病床患者突然病情变化怎么办？如果出现死亡家属追究责任怎么办等一系列的新问题。

✲ 相关法律、法规

卫生部、国家中医药管理局发布，自 2006 年 8 月 1 日起施行《城市社区卫生服务机构管理办法（试行）》**第七条** 社区卫生服务机构提供以下基本医疗服务：

（一）一般常见病、多发病诊疗、护理和诊断明确的慢性病治疗。

（二）社区现场应急救护。

（三）家庭出诊、家庭护理、家庭病床等家庭医疗服务。

（四）转诊服务。

（五）康复医疗服务。

（六）政府卫生行政部门批准的其他适宜医疗服务。

《社区卫生服务家庭病床管理办法（试行）》

一、工作原则

（一）根据社区居民对家庭病床的需求及建床标准，建立家庭病床。

（二）为社区居民提供以人为本、方便、快捷的家庭病床服务。

（三）严格执行卫生行政部门有关家庭病床的规章制度、诊疗护理常规，确保医疗安全。

（四）遵守劳动和社会保障、物价部门的有关规定。

二、建床类型及收治范围

（一）治疗型：诊断明确，需要在家庭进行治疗、护理的患者。

（二）康复型：出院后恢复期仍需继续康复的患者。

（三）舒缓照顾型：

1. 自然衰老，主要脏器衰竭，生活不能自理者。

2. 疾病晚期，需进行支持疗法的患者。

3. 需要姑息治疗和减轻痛苦的晚期癌症患者。

三、工作要求

（一）建床

1. 患者或家属提出建床申请，社区卫生服务中心（站）全科医师应根据患者病情确定建床类型。

2. 责任医师、护士指导患者或家属按规定办理建床手续，详细告知注意事项，签订家庭病床服务协议书。

3. 责任医师、护士要完整填写相关信息，认真书写家庭病床病历和护理病历。

（二）查床

1. 首次访视应对建床患者进行生命体征的测量，详细询问病情，分析病人的心理状态、饮食情况、经济条件、家庭卫生环境等因素，对建床病人进行疾病的治疗及护理评估。

2. 责任医师根据家庭病床的类型，制定查床计划，每周查床1~2次，病情变化随时查床，并及时书写查床记录。

3. 对新建床患者，上级医师在7天内完成查床。责任医师、护士应参加上级医师查床，查床前准备好病历、X线片、有关检查报告及所需用的检查器材等，简要报告病历，上级医师对治疗方案及医疗文书书写质量提出的指导意见，责任医师要记入病程，并经上级医师签字确认。

4. 责任护士根据患者病情及分型，制定巡视计划。

5. 责任护士在执行医嘱时，应严格遵守各项护理常规和操作规范，执行查对制度，避免差错发生。

6. 责任护士应指导家属进行生活护理，如：防压疮、翻身、口腔护理等，配合家属做好患者的心理护理。

7. 社区护士长应定期进行护理查床，检查护理质量和医源性感染控制情况，研究解决护理问题。

（三）会诊与转诊

1. 建床患者出现病情变化，责任医师应及时出诊，必要时请上级医师会诊并详细记录。

2. 由于技术和设备条件限制，需要进一步诊疗的建床患者应及时转诊。

3. 治疗型建床患者病情加重，要及时通知家属转院，如拒绝转院，需在病历上记录并要求家属签字。

4. 对转回社区的患者，根据病情需要可继续在家庭病床治疗。

✲ 签署相关服务协议

家庭病床建床同意知情书范本

______患者及家属：

您好：欢迎您选择本社区卫生服务中心（站）为你提供家庭病床服务，现将有关事项告知如下：

一、收治范围：

1. 诊断明确的老年病、常见病，出院后仍需康复的患者；
2. 连续到医院就诊困难的患者；
3. 晚期肿瘤需要姑息治疗的患者。

二、建床手续：

1. 患者或家属提出建床申请，签订《家庭病床服务协议书》；
2. 提供患者有效的通信联络方式，确定联系人，保证联系畅通；
3. 与责任医师约定第一次上门服务时间。

三、服务内容：

1. 医生查床服务：每周查床 1 ~ 2 次，病情较重者须增加查床次数，急重者随时查床；

2. 会诊服务：疑难病症或病情危重病人，由责任医师负责联系会诊；

3. 护理服务：护士按家庭病床医嘱进行护理服务与指导；

4. 告知服务：发现病人病情变化时，负责与家属取得联系，交代病情，采取措施，及时转院；

5. 收费标准执行物价部门的相关规定。

四、您和家人的义务：

1. 提供的病人资料情况属实；
2. 通信方式保证准确畅通；
3. 病人病情有变化及时通知医生；
4. 配合责任医师、护士对病人的治疗；
5. 按收费标准支付费用；
6. 按要求办理建床、撤床手续。

五、患者本人及家属意见

对上述《家庭病床建床同意知情书》通俗的全部告知内容，我已经详细阅读和充分理解，决定选择和接受________社区卫生服务中心（站）的治疗，并按照告知内容配合医疗。

病人签名：　（或）家属签名：　与病人关系：

年　月　日

________社区卫生服务中心（站）家庭病床服务协议书

患者（家属代）　　同意接受　社区卫生服务中心（站）提供的（治疗型□、康复型□、舒缓照顾型□）家庭病床服务，患者（家属代）已了解　　责任医师讲解的疾病情况。

患者（家属代）已了解日常注意事项，理解了病情变化时在家庭医疗、康复的局限性，尽力配合医务人员的医疗、护理和康复服务。

患者（家属代）已了解有关收费项目及费用标准，同意及时支付。

患者（家属代）已得到以下资料，同意医务人员讲述的注意事项和家庭病床建床同意知情书。

本协议一式二份。

病人签名：　　（或）家属签名：　　　　与病人关系：

社区卫生服务中心（站）

年　月　日

✲ 按照医疗规范工作

在对待社区患者医疗服务过程中，医生应严格按照“家庭病床病历”格式及书写规范工作，护士应按照“家庭病床护理病历”格式及书写要求，认真记录和填写各种医疗文件。

植入性医疗器材的告知怎么办

✲ 人体植入性器材属于特殊治疗

2006年8月，患者岑某因股骨颈骨折在北京某医院行骨折内固定术，植入钛质加压螺钉。术后，患者发生髋关节感染。岑某及其家属以医院“没有告知植入性医疗器材的感染风险，使患者失去选择权”为由，将医院告上法庭。

所谓植入性医疗器械，就是指任何借助外科手术，将医疗器械全部或者部分植入人体或自然腔道中，在手术过程结束后长期留在体内，或者留在体内至少30日以上的医疗器械。

✲ 相关法律、法规

《医疗器械监督管理条例》**第二十六条**　医疗器械经营企业和医疗机构应当从取得《医疗器械生产企业许可证》的生产企业或者取得《医疗器械经营企业许可证》的经营企业购进合格的医疗器械，并验明产品合格证明。医疗器械经营企业不得经营未经注册、无合格证明、过期、失效或者淘汰的医疗器械。医疗机构不得使用未经注册、无合格证明、过期、失效或者淘汰的医疗器械。

《医疗器械监督管理条例（修订草案)》

第三十九条 医疗器械使用单位购进医疗器械，必须建立并执行进货检查验收制度，审验供货商的经营资格，验明医疗器械合格证明和其他标识；不符合规定要求的，不得购进。医疗器械使用单位不得使用未经注册、无合格证明、过期、失效或者淘汰的医疗器械。

第四十条 医疗器械使用单位购进和使用医疗器械，必须有真实完整的购进和使用记录。购进和使用记录必须注明医疗器械的名称、注册证号、规格、有效期、生产厂商、购进单位、购进数量、购进价格、购进日期和使用日期及国务院药品监督管理部门规定的其他内容。购进和使用记录保存期限必须保存至超过使用期限2年。医疗器械使用单位应当向供货商按照产品生产批次索要医疗器械检测机构出具的检测报告或者由供货商签字或者盖章的检测报告复印件；不能提供检测报告或者检测报告复印件的产品，不得使用。

第四十二条 医疗器械使用单位转让在用医疗器械，受让方应当对所接收的医疗器械的安全性、有效性负责。

✲ 怎样对待使用植入性医疗器械

1. 履行全面告知义务

需要植入医疗器械的患者，在使用植入性医疗器械前要将患者的病情、医疗措施、医疗风险、可供选择的植入性医疗器械的种类、收费标准等如实告知患者或其家属，切实尊重患者的自主选择权，并与患者或其家属签订《植入性医疗器械患者使用知情同意书》，与病历一同保存。知情同意书内容应当包括：患者的基本情况、产品名称、产品条形码编号、生产单位、植入医疗器械可能发生的风险以及可能产生的后果、应对措施、患者或其家属签字等。

2．检查合格性和保存条形码

临床使用过程中要认真验证产品的包装、标识、说明书与实物的一致性。手术完成以后，应当及时在手术记录和病历中记录所植入医疗器械的基本追溯信息，并主动向病人或家属提供植入医疗器械产品的明细和产品条码。明细清单应分别单件罗列，内容包括：产品名称、产品规格、产品特征编码和产品追溯编码信息、数量、生产厂商和价格。

3．严格控制外请医生自带植入性医疗器械

外请医生自带植入性医疗器械要严格控制，必须使用时要进行登记，及时填写《植入性医疗器械患者使用登记表》，从源头上把好外请医生自带医疗器械质量关，为追溯管理提供系统完整的资料，为控制事故危害程度提供保证。

最后提醒注意的是，因植入性医疗器械告知不详导致的医疗纠纷不同于医疗器械质量问题纠纷。医疗器械是在诊疗护理过程中使用的医用产品，不符合国家规定的医用产品质量标准，使用后造成人的健康损害，产生的医疗纠纷实质是产品质量纠纷，根据《产品质量法》和《消费者权益保障法》，患者可以侵权责任向医疗机构请求赔偿，也可以产品质量向生产厂家要求赔偿。医院先行赔付后，可就医疗器械的质量问题与生产者进行责任确定，进行索赔。

手术切口延期愈合要求赔偿怎么办

✲ 术后感染引发纠纷

某男，33 岁，因“急性化脓性阑尾炎伴穿孔”住某医院外科治疗。术后第 3 天医生换药时发现切口感染，随即挑开切口清创换药，放置引流管；又经 1 周换药后，伤口仍未愈合，自觉肌肉疼痛，切口处有脓液流出。患者认为医院的操作不谨慎，造成切口感染，反复流脓，难以愈合。要求医院给予经济赔偿。

✲ 手术切口愈合的判断和记录

根据创伤和外科手术中污染的可能性将切口分三类：

1. 清洁切口，用“Ⅰ”代表，是指非外伤性的、未感染的伤口；手术未进入呼吸道、消化道、泌尿生殖道及口咽部位。既指的是缝合的无菌切口，如甲状腺次全切除术等。

2. 可能污染的切口，用“Ⅱ”代表，是指手术时可能带有污染的缝合切口，如胃大部切除术等。皮肤不容易彻底灭菌的部位、6 小时内伤口经过清创术缝合、新缝合的切口又再度切开者，都属此类。

3. 污染切口，用“Ⅲ”代表，是指邻近感染区或组织直接暴露与感染物的切口，如化脓性阑尾炎手术、肠梗阻坏死的手术、局部含有坏死组织的陈旧性创伤伤口等。

愈合的分级：

1. 甲级愈合，用“甲”代表，是指愈合优良，没有不良反应的初期愈合。

2. 乙级愈合，用“乙”代表，是指愈合欠佳，愈合处有炎症反应，如红肿、硬结、血肿、积液等但未化脓。

3. 丙级愈合，用“丙”代表，是指切口化脓，需切开引流。

✻ 应对措施

1. 按照手术切口的分类及愈合分级，在术前给予患者充分的告知，“急性化脓性阑尾炎伴穿孔”属于污染性切口，手术本身就是在处理感染，在知情同意书中应写明可能是丙级愈合；并载明愈合的标准：丙级愈合，用“丙”代表，是指切口化脓，需切开引流。这样在告知后的按照常规的处理和换药，让患者知道自己本来的病情是什么样。

2. 属于污染切口，在术后积极联合应用抗生素治疗，切口发生感染的几率也是存在的。医生及时发现了切口感染，提前开放引流，在处理流程上要符合规范，还要避免医源性院内感染，特别是耐酶的葡萄球菌感染。

3. 如果是择期的疝气无菌修补术，是Ⅰ类的清洁切口，由于医生的原因造成切口感染、延期愈合，医生就要承担相应的责任。

4. 无论哪种手术，一旦发生了感染，医生应该采取积极地措施，如：开放引流、尽可能清除感染组织、进行细菌培养、根据药敏结果选择有效地抗生素以及其他对症治疗等，尽量缩短治疗时间，减轻患者的病痛，把患者的损害降低到最小范围。

发生药物不良反应怎么办

✲ 药物不良反应临床常见

患者杨某以“大叶性肺炎”收入某三级甲等医院呼吸内科，给予“头孢塞肟钠”抗炎治疗，效果不明显，遂加用“环丙沙星注射液”加强抗炎，在注射“环丙沙星注射液”十余分钟后，杨某即出现抽搐、口吐白沫等症状，立即对症处理无效患者死亡。

家属首先申请了对杨某进行尸体解剖，结论是：多脏器损害，衰竭导致死亡。后以医院诊疗行为违反医疗护理常规，存在过错为由诉至法院请求赔偿。法院委托该市医学会对此进行了医疗事故技术鉴定，鉴定结论是：患者死亡原因是使用“环丙沙星注射液”后出现“癫痫持续状态”，导致多脏器功能衰竭死亡。因为患者有使用“环丙沙星注射液”的适应证，且无使用的禁忌证，医方无过错，不属于医疗事故。法院据此判决驳回了家属的赔偿请求。家属不服上诉至市中级法院，中级法院二审维持原判。

1999年，国家药品监督管理局和卫生部联合发布《药品不良反应监测管理办法（试行）》，把药品不良反应定义为：“主要是指合格药品在正常用法用量下出现的与用药目的的无关的或意外的有害反应。”

✲ 相关法律、法规

《中华人民共和国药品管理法》**第七十一条** 国家实行药品不

良反应报告制度。药品生产企业、药品经营企业和医疗机构必须经常考察本单位所生产、经营、使用的药品质量、疗效和反应。发现可能与用药有关的严重不良反应，必须及时向当地省、自治区、直辖市人民政府药品监督管理部门和卫生行政部门报告。具体办法由国务院药品监督管理部门会同国务院卫生行政部门制定。

对已确认发生严重不良反应的药品，国务院或者省、自治区、直辖市人民政府的药品监督管理部门可以采取停止生产、销售、使用的紧急控制措施，并应当在五日内组织鉴定，自鉴定结论作出之日起十五日内依法作出行政处理决定。

《药品不良反应报告和监测管理办法》**第十三条** 药品生产、经营企业和医疗卫生机构必须指定专（兼）职人员负责本单位生产、经营、使用药品的不良反应报告和监测工作，发现可能与用药有关的不良反应应详细记录、调查、分析、评价、处理，并填写《药品不良反应/事件报告表》，每季度集中向所在地的省、自治区、直辖市药品不良反应监测中心报告，其中新的或严重的药品不良反应应于发现之日起15日内报告，死亡病例须及时报告。

✻ 临床应对措施

1. 明确药物不良反应的概念

首先，必须是合法合格药品，假劣药品造成的人身损害不能认定为药品不良反应；其次，服用药品必须遵医嘱及常规法定剂量且正常使用，任何不符合法定药品说明书的规定，或不遵守医师的正确医嘱进行的不正常的用药所产生的反应，均不属于药品不良反应；第三，使用药品后发生了与治疗目的无关的或者是出乎事先预料的、确定的有害反应。

2. 正确使用药品发生不良反应不负法律责任

按照疾病诊断的适应证，在规定的剂量、方法下正确使用药品，发生的不良反应，医生是不应该负法律责任的。但是，在使用中医生必须严格掌握原则，按照药理、药性和药物说明书，不扩大使用范围，不超剂量使用，病情按照疗程规定的时间。

3. 尽到医疗告知义务

“是药三分毒”这是几千年的老话，目前为止没有一种药物没有毒副作用，儿童常用人参和糖尿病患者使用葡萄糖，照样可以出现问题。药品是双刃剑用好了治疗疾病，使用不当会带来不利的后果。所以，医生在选择和使用药品是一定严格按照规范，处方开出后，对于该药主要和容易出现的不良反应应该告诉患者，并且告诉在使用中怎样减少和回避这些不良反应。临床医生不仅应该告诉患者药物的治疗作用，也同样应该告知不利的不良反应，尤其是一些毒副作用发生率高的药物，更应引起重视。

4. 正确对待投诉

遇到这种事情引发的投诉，应立即对医生的诊疗过程进行检查，如果没有任何违规现象，告知也明确到位，首先就应该耐心地向患者讲清楚，这种情况属于不可预测的医疗意外，不是医生的责任，也不是药品生产厂家的责任，只能是患者个体差异对药品的反应，目前国家对此种情况也没有明确规定应由医院或药厂来承担经济赔偿。其次，应积极帮助患者治疗出现的不良反应，尽量把对患者的损害缩小到最小范围。大多数情况，经过积极处理，患者的不良反应很快就会消失，患者也就不会再有过多的要求；如果患者仍不理解，可以让其向有关部门了解咨询，包括医疗行政管理部门以及医疗纠纷调解中心，相信经过多方询问，患者会明白医院的处理是合乎情理的。

5. 不良反应及时上报

在确定患者发生药品的不良反应后，医生应该立即按照国家药品不良反应上报的程序上报，这是一个医生应尽的义务。

6. 封存和鉴定药物

如果患者发生的不良事件比较严重或罕见，且与用药有直接的因果关系，医生可以建议与患方一起封存可疑的药品，并将一定数量的未开封的同批次药品送当地药品检验部门检验，判断药品质量是否有问题。

7. 承担行政和法律责任的情形

①发现药品不良反应应报告而未报告的；②药品使用说明书上应补充说明的不良反应而未补充的；③未按规定报送或隐瞒药品不良反应资料的。以上三种情况，由过错行为和损害事实的生产经营者承担行政和法律责任。

发现抗 HIV 初筛阳性的患者怎么办

✻ 常规检查带来的虚惊

一位女性患者，因患有盆腔肿物要求手术，入院后询问有输血史，化验检查抗 HIV 初筛异常，主管医生告诉患者可能患了艾滋病，暂时不能手术，让其先出院等待复检结果，患者很恐慌，结果复检试验报告阴性，引来了患者的不满，认为医院误诊。

✻ 相关法规、规范

《中华人民共和国传染病防治法》**第三条** 本法规定的传染病分为甲类、乙类和丙类。乙类传染病包括艾滋病。

全国艾滋病检测技术规范（2004 年版）5 HIV 抗体检测分为筛查试验（包括初筛和复检）和确认试验。5.1.3 筛查试验报告：对呈阴性反应的样品，可由实施检测的实验室出具 HIV 抗体阴性报告；对呈阳性反应的样品，须进行复检，不能出阳性报告。5.1.3.2 复检试验：对初筛呈阳性反应的样品用原有试剂和另外一种不同原理或不同厂家的筛查试剂重复检测。如两种试剂复测均呈阴性反应，则报告 HIV 抗体阴性；如均呈阳性反应，或一阴一阳，需送艾滋病确认实验室进行确认。5.1.4 初筛试验结果的报告对 HIV 抗体筛查试验，对初筛试验呈阳性反应者不能出阳性报告，可出具“HIV

抗体待复查”报告。5.1.5　初筛试验呈阳性反应样品的转送如需送上级实验室进行复测或确认，需要填写“HIV 抗体复测送检单”，经1名检验人员和1名具有中级以上技术职称的人员审核签字。送当地艾滋病筛查中心实验室，再转送艾滋病确认实验室，或在本实验室复检后直接送确认实验室。5.1.6　对筛查阴性和阳性者，均需做好检测后咨询。

✻ 对抗 HIV 初筛阳性的患者怎么处理

1. 抗 HIV 初筛必须在有资质的艾滋病初筛实验室进行，由有资质的实验人员操作。如抗 HIV 初筛第一次检查异常，需按规定复检，仍异常方可出具抗 HIV 初筛待复查的检验报告。

2. 医生收到抗 HIV 初筛异常的检验报告后，不能以此诊断患者患了艾滋病，因初筛不能作为确诊依据，患者必须重新抽血样送到上一级疾病预防控制中心（CDC）艾滋病确认实验室做检验。

3. 如确认试验仍阳性，主管医生告知患者到传染病专科医院继续就诊，同时上报传染病卡片，请疾病预防控制中心人员进行追访。

4. 注意保护患者的隐私。

患者术前严重贫血又不同意输血怎么办

✲ 紧急情况下的两难选择

输血是一种重要的治疗措施，有时是为了挽救生命需要输血，但个别患者和家属处于对输血的恐惧心理，在急需输血时却拒绝输血治疗。一孕妇有剖宫产指征，术前血红蛋白为62.7g/L，但孕妇因恐惧输血传染上丙肝、艾滋病等疾病，坚决不同意输血。医务人员反复向其交代，血红蛋白过低剖宫产术中、术后易发生休克、出血、感染、伤口愈合不良等并发症；并告知血源均来自市血液中心，供血者是经严格检查的，输血前对其也要进行相关配血检查等，完全合格才会为其输血。反复交代病情后，孕妇仍拒绝输血，不在知情同意书中签字。

✲ 相关法律、法规

《临床输血技术规范》**第六条**　决定输血治疗前，经治医师应向患者或其家属说明输同种异体血的不良反应和经血传播疾病的可能性，征得患者或家属的同意，并在《输血治疗同意书》上签字。《输血治疗同意书》入病历。无家属签字的无自主意识患者的紧急输血，应报医院职能部门或主管领导同意、备案，并记入病历。

手术及创伤输血指南　浓缩红细胞用于需要提高血液携氧能

力，血容量基本正常或低血容量已被纠正的患者。低血容量患者可配晶体液或胶体液应用。

1. 血红蛋白 > 100g/L，可以不输。

2. 血红蛋白 < 70g/L，应考虑输。

3. 血红蛋白在 70 ~ 100g/L 之间，根据患者的贫血程度、心肺代偿功能、有无代谢率增高以及年龄等因素决定。

✲ 对有输血指征患者拒绝输血的处理

1. 首先医务人员应确定患者有明确的输血指征，并根据这种指征的规范要求采取医疗措施。

2. 告知患者血液来源规范，输血前检查严格，消除患者的思想顾虑。讲清输血的利弊关系，严重贫血不纠正由此可能发生休克、感染、甚至危及生命等风险，并进行录音。

3. 如果属于危重患者，应按照有关法律履行相应的法律手续，实施抢救。

4. 病历中如实记录患者症状、需要输血的指征、患者及家属意见、规范要求、医院逐级会诊和处理意见。

5. 做好输血之前的替代疗法，如积极补液、代血浆等治疗。

医生对孕妇使用了禁用药怎么办

✲ 疏忽和大意引起

孕早期是胎儿生长发育的关键阶段，此阶段如胎儿受到不良因素影响可发生染色体突变、基因突变，导致胎儿畸形，智力异常等。一位已婚育龄女性因下腹痛来妇产科门诊就诊，经检查诊断为“附件炎”，给予甲硝唑及中成药抗炎治疗，治疗后发现早孕，前来咨询：用药是否对胎儿有影响？此胎儿可否保留？医生建议其保留胎儿，增加产前检查次数。至足月，产妇分娩一多指儿，由此家属投诉医院，认为医生用药不当导致孩子畸形。

✲ 相关法律、法规

《中华人民共和国母婴保健法》**第十五条** 对患严重疾病或者接触致畸物质，妊娠可能危及孕妇生命安全或者可能严重影响孕妇健康和胎儿正常发育的，医疗保健机构应当予以医学指导。**第十七条** 经产前检查，医师发现或者怀疑胎儿异常的，应当对孕妇进行产前诊断。

《医疗机构药事管理暂行规定》**第十八条** 药物临床应用是使用药物进行预防、诊断和治疗疾病的医疗过程。医师和药学专业技术人员在药物临床应用时须遵循安全、有效、经济的原则。

《产前诊断技术管理办法》**第十七条** 孕妇有下列情形之一的，经治医师应当建议其进行产前诊断：

（一）羊水过多或者过少的；

（二）胎儿发育异常或者胎儿有可疑畸形的；

（三）孕早期时接触过可能导致胎儿先天缺陷的物质的；

（四）有遗传病家族史或者曾经分娩过先天性严重缺陷婴儿的；

（五）年龄超过35周岁的。

✻ 怎样对待围受孕期用药

1. 医生要详细问诊

首先医生接诊已婚育龄女性时一定问清末次月经、有无生育需求。如计划妊娠，应避免使用对胎儿有害的药物；必须使用时并选用对胎儿影响小的A类或B类药，仍然需要向孕妇说明该药物情况及副作用。必须使用药物时，做好用药的毒副作用告知和签署知情同意书。

2. 医生必须熟悉妊娠禁用药和慎用药

产科合理用药原则：能用一种药物就避免联合用药；能用疗效肯定的老药就避免使用尚难确定对胎儿有不良影响的新药；能用小剂量药物就避免用大剂量药物；若病情所需，在妊娠早期应用了对胚胎、胎儿有害的致畸药，应先终止妊娠。

3. 使用了孕妇禁用药后的处理

一旦确定妊娠后已经使用过某些有影响的药物，就要采取补救措施，做好孕期检查，在孕 14 ~ 18 周做唐氏筛查，孕 22 ~ 26 周在产前诊断单位做彩超排畸，检查了解胎儿发育情况和有无畸形，增加产前检查次数，监测胎儿发育，如果发现异常，建议孕妇终止妊娠。

无民事行为能力人要求流产和剖宫怎么办

✲ 妇产科签字的特殊情况

案例1：一位外地女孩15岁不慎怀孕，且到孕中期才被发觉，到医院准备引产，完善术前一系列检查后，准备实施引产术，但是知情同意书由谁签字？

案例2：17岁无职业孕妇由男友陪同到医院，经检查现孕过期，BUS检查羊水指数3.8cm，提示羊水少；临床诊断羊水过少，考虑孕妇胎盘功能下降，宫内环境不良，为避免发生胎儿宫内缺氧、胎死宫内，需紧急实施剖宫产，但孕妇未婚，无工作，父母在外地怎么办？

✲ 相关法律、法规

《中华人民共和国民法通则》**第十一条**　十八周岁以上的公民是成年人，具有完全民事行为能力，可以独立进行民事活动，是完全民事行为能力人。

十六周岁以上不满十八周岁的公民，以自己的劳动收入为主要生活来源的，视为完全民事行为能力人。

《中华人民共和国民法通则》**第十六条**　未成年人的父母是未成年人的监护人。

未成年人的父母已经死亡或者没有监护能力的，由下列人员中有监护能力的人担任监护人：

（一）祖父母、外祖父母；

（二）兄、姐；

（三）关系密切的其他亲属、朋友愿意承担监护责任，经未成年人的父、母的所在单位或者未成年人住所地的居民委员会、村民委员会同意的。

✲ 未成年女性引产或手术怎么处理

1. 首先明确诊断，选择好适应证，完善术前检查，确定无手术禁忌证。并请就诊者提供身份证核实，复印后放入病历。

2. 以上案例15岁和17岁无固定工作收入的女孩都是无完全民事行为能力人，必须按照法律取得监护人的同意后，签署手术知情同意书后方可实施手术。

3. 有证据证明16～18周岁有固定工作和收入者，可视为完全民事行为能力人，可以自己签字手术。

4. 紧急情况下的处理：使用录音电话让孕妇和父母联系，医生在电话中交代病情，征得父母同意手术后，在病历中如实记录孕妇病情、手术指征、手术风险、预后及家长的意见，再实施手术。（注意保存录音）

5. 患者不具备完全民事行为能力时，法定代理人和其近亲属、关系人都不在，为抢救患者，可由医疗机构负责人或者被授权的负责人签字。在病程记录中详细记录以上情况。

小儿喂药不当发生窒息怎么办

✻ 给患儿喂药后窒息

呼吸道异物多发生于儿童，3 岁以下者较多。特点是儿童咳嗽反射不健全而又无自制力；喜好跳、跑、跌扑或做游戏，因而异物易呛入下呼吸道；此外家长喂食或药物时，用恐吓、打骂，甚至捏着患儿鼻子灌药等，均可能致药物误入呼吸道而窒息，如不及时救治可发生危险或引起死亡。

医院儿科病房因护士人员少，给患儿喂药的任务大部分由家长来完成，如不注意或未加提醒，发生意外，患者家属很容易与医院发生纠纷。

✻ 相关法律、法规

《中华人民共和国民法通则》第十八条 监护人应当履行监护职责，保护被监护人的人身、财产及其他合法权益，除为被监护人的利益外，不得处理被监护人的财产。

监护人依法履行监护的权利，受法律保护。监护人不履行监护职责或者侵害被监护人的合法权益的，应当承担责任；给被监护人造成财产损失的，应当赔偿损失。

《护士条例》第十七条 护士在执业活动中，发现患者病情危急，应当立即通知医师；在紧急情况下为抢救垂危患者生命，应当先实施必要的紧急救护。护士发现医嘱违反法律、法规、规章或者诊疗技术规范规定的，应当及时向开具医嘱的医师提出；必要时，应当向该医师所在科室的负责人或者医疗卫生机构负责医疗服务管理的人员报告。

✲ 对喂药发生窒息的防范

1. 教授小儿喂药的方法和技巧，患儿父母为其监护人，入院时即应向患儿父母交代住院注意事项，签署入院告知书，让父母做好对患儿的生活护理责任。

2. 医务人员要向患儿家属，一定详细交代喂药、喂食等注意事项：小儿服药时不要嬉戏打闹，不可诱其发笑、恐吓或打骂。如咽内有异物，绝不可用手挖取，也不可用大块食物咽压，应设法诱其吐出。可将以上内容做成展板，在病房明示宣传。

3. 护士要根据护理级别对患儿认真护理，按时巡视病房。

4. 一旦发生异物进入呼吸道，应立即把小儿倒置，实行拍击背部促使排出的紧急措施，并立即请耳鼻喉科医生处理，直接用喉镜或支气管镜取出异物。

新生儿突然死亡怎么办

✲ 新生儿死因不清，家属不同意尸解

一名36岁经产妇，孕期检查平顺，孕足月因羊水过少行剖宫产术，手术顺利。术后第一天新生儿突然出现心搏骤停，经医生复苏抢救成功，5分钟后，再次出现呼吸心搏骤停，经抢救无效死亡。因死因不明，医生建议家长尸解，家长不同意并拒绝在尸检同意书上签字。医生只能在病历中如实记录。3天后，家长找到医院要求赔偿。

✲ 相关法律、法规

《医疗事故处理条例》**第十八条** 患者死亡，医患双方当事人不能确定死因或者对死因有异议的，应当在患者死亡后48小时内进行尸检；具备尸体冻存条件的，可以延长至7日。尸检应当经死者近亲属同意并签字。

尸检应当由按照国家有关规定取得相应资格的机构和病理解剖专业技术人员进行。承担尸检任务的机构和病理解剖专业技术人员有进行尸检的义务。

医疗事故争议双方当事人可以请法医病理学人员参加尸检，也可以委派代表观察尸检过程。拒绝或者拖延尸检，超过规定时间，

影响对死因判定的，由拒绝或者拖延的一方承担责任。

❇ 出现问题后的处理

1．首先医生、护士在病历中双签字明确患者死亡，准确记录死亡时间，并且准备好《尸检知情同意书》请家属签字。

2．如死因明确，家属无异议，可以不尸检，但必须请家属签字确认，以免事后纠纷。

3．如不能确定死因或者家属对死因有异议的，必须请家属在尸检知情同意书上签字确认，明确写明是否同意尸检。如不同意尸检，又拒绝签字者，应予现场录音：告知尸检期限是在患者死亡后48小时内进行，具备尸体冻存条件的，可以延长至7日。不同意尸检的后果；拒绝或者拖延尸检，超过规定时间，影响对死因判定的，由拒绝或者拖延的一方承担责任。请所有在场的医护人员在尸检同意书空白处签字，同时注明：患方拒绝尸检、拒绝签字，记录时间。

4．同意尸检者，医患双方可共同委托有资质的解剖中心进行。需注意的是尸体最好冷冻保存。

5．新生儿从严格医学意义上讲，出生后生理功能都不正常，首先是凝血酶原因子低下，需要常规注射维生素K；还有呼吸暂停的特点等一系列脆弱的生理、病理情况。儿科医生一定要对此高度重视，除了加强监护外，还应根据新生儿特点对家属告知，《新生儿生命体征变化知情同意书》，告诉母亲怎样照护、怎样哺乳，特别是早产儿、低体重儿、高危新生儿病情易发生突变，以及吸氧对视力的影响，自然出血症、颅内出血对今后生存质量的影响。

患者要求医生改变治疗怎么办

✼ 医生遇到“有主意”的患者

在医院住院治疗慢性肾病的老张，一天突然找到主治医生，还给他递过去一本杂志，很神秘地让他看其中一篇文章。原来这是一本科普杂志，里面提到了一种治疗肾病的新方案，用这种方案还治好了一位患病多年不愈的老人，老张认为他和那个老人有相似之处，希望主治医生也可以用这种方案试试。主治医生听了老张的想法，给他解释到：这个治疗方案是一种比较新的思路，曾经有过报道，但并不成熟，给那个老人使用只是其他方案无效时的一种权宜之计，并不建议老张使用。老张看到医生没有采纳他的想法，便闷闷不乐，不仅产生了出院的想法，还通过朋友积极联系其他医院。老张的家属偷偷将情况告诉了主治医生，医生耐心地给老张拿来了一本权威的教科书，让老张学习了有关知识，老张这时才有所醒悟。这时，朋友也给他介绍了其他医院医生的看法，印证了主治医生的观点。老张终于又安心地住院配合医生治疗了。

✼ 相关法律、法规

《执业医师法》**第二十一条** 医师在执业活动中享有下列权利：（一）在注册的执业范围内，进行医学诊查、疾病调查、医学处置、出具相应的医学证明文件，选择合理的医疗、预防、保健方案……

✲ 应对措施

1. 医患应当彼此尊重对方的权利

现在，大多数患者都知道自己有知情同意权、最终决定权，但这些权利都是建立在现有诊断和现实医疗水平治疗方案上，因为只有医师才有治疗权，由医师提出诊疗方案后，让患者知情、选择然后最终同意。患者不能自己设计制订方案要求医师实施。事实上，任何超越医师现有能力与水平的方案和建议也都是不可能实施的。患者是治疗后果的承担者，他对自己病情的关心重视会超过任何人，但由于缺乏相关知识，难免会有错误的认识。医生在治疗疾病的同时为患者进行健康知识教育、纠正错误认识是非常必要的，尤其是对于一些慢性病患者，不良观点的纠正有时会起到超出正常治疗的意外效果。

2. 不同病情区别对待

对于患者（家属）要求医生按照自己的方案进行治疗的情况，医生可以区别对待：一般情况下，耐心细致地解释可以解决问题，对于个别提出无理要求的患者，医生可以明确拒绝；而在一些危及生命的紧急情况下，医师可以使用紧急救治权，采用合理方案对患者实施救治。

3. 慢性疾病患者参与原则

随着医学的发展，对很多慢性疾病都强调患者参与制定疾病的治疗计划的重要性，从获取最佳治疗效果的角度考虑，医生应当充分考虑患者提出的意见。

患者病重或死亡后家属逃脱怎么办

✻ 被遗弃的重病患者终获救

2008年7月，患者刘某在亲属陪同下来到某医院急诊就诊，诊断为严重的自身免疫皮肤疾病。医生嘱其转上级医院治疗。亲属表示同意后离开急诊，后来护工发现患者被遗弃在二楼，紧急通知医院值班人员，院长批示在急诊留观，给予基本生命支持及必要化验检查。又经院长签字后收入急诊科，给予必要的抗感染和支持治疗。在医护人员精心护理下，患者情绪平稳，病情逐渐好转。经过医院多方了解，患者为外地人员，父母均在本地打工，医院联系了公安部门以及媒体找到患者父母，本想把症状已经明显好转的患者送回其租住地，却遭到房东和当地村民的阻挠，后来医院在公安部门以及媒体的帮助下，与患者的父母协商后为患者以及家属购买了返回家乡的火车票，将患者送回家乡休养。

✻ 相关法律、法规

《执业医师法》**第二十四条**　对急危患者，医师应当采取紧急措施进行诊治；不得拒绝急救处置。

《医疗机构管理条例》**第三十一条**　医疗机构对危重病人应当立即抢救。对限于设备或者技术条件不能诊治的病人，应当及时转诊。

《刑法》**第二百六十一条** 对于年老、年幼、患病或者其他没有独立生活能力的人，负有扶养义务而拒绝扶养，情节恶劣的，处五年以下有期徒刑、拘役或者管制。

✻ 人道主义责任范围

1. 医院没有承担费用和监护的责任，由于无法支付医疗费用，患者家属将危重的患者遗弃在医院的事件屡屡发生，在解决这类问题时，也往往处于进退维谷的境地。医院对危重患者有进行紧急救治的义务，不能简单地拒之门外。但是，在现行体制下，很多医疗机构又是自负盈亏，医院对遗弃人员救治不能及时得到国家相应的经济补偿，以至于给医院造成难以负担的经济压力。帮助弱势群体，是一种良好的社会道德，但我们不能把这顶道德帽子强行让医院戴上，要求他们不顾经济利益地去“无私奉献”。医院没有承担患者费用和监护患者的责任和义务。

2. 医院中发生类似事件，由于事件可能涉及遗弃罪，医院首先应当报案，由公安机关对事件进行调查，以了解患者的基本情况，联系其亲属，要求其亲属承担起抚养的法定义务。

3. 还可以通知媒体以及民政部门，争取得到社会各界的帮助，社会舆论的干预会有利于事件的最终解决。

患者不同意见习、实习生检查治疗怎么办

✻ 实习医生的尴尬

老陈患了皮脂腺囊肿，医生建议手术切除，手术时只来了一位年轻医生，简单问了几句病情后便开始注射麻药。一个简单的手术年轻医生做了一个多小时，尤其最后那几刀让老陈非常疼痛，看着老陈疼得大叫，医生还安慰他说可能是麻醉止痛时间过了。术后，老陈还非常纳闷地问那位医生："我以前做过几次类似的手术都不到20分钟就完了，这次怎么这么久?"医生支支吾吾了一阵也没正面回答，老陈打听后才了解到原来那位医生是医学院的实习医生。一段时间后，老陈又因皮脂腺囊肿需要手术，这次他多了个心眼儿，手术前仔细问了医生是不是实习或进修医生，当了解到这次仍然只是一个实习医生手术时，他不干了，打电话给医务科，医务科的领导首先向老陈道歉并对门诊的带教老师给予了口头批评，还向老陈解释说医院是某医科大学的实习医院，必须完成一定数量的实习任务，再说，每个医生都有一个成长过程，希望老陈理解。老陈听了这番话后，欣然同意，这次在带教老师的现场指导和帮助下，实习医生很快就完成了手术。

✻ 相关法规、规范

2009年1月实行的《医学教育临床实践管理暂行规定》对医学

生实习进行了规范，其中规定："临床带教教师和指导医师应牢固确立教学意识，增强医患沟通观念，积极说服相关患者配合医学教育临床实践活动；在安排和指导临床实践活动之前，应尽到告知义务并得到相关患者的同意。在教学实践中要保证患者的医疗安全和合法权益。""医学生和试用期医学毕业生参与医学教育临床诊疗活动必须由临床带教教师或指导医师监督、指导，不得独自为患者提供临床诊疗服务"。"因临床带教教师和指导医师指导不当而导致的医疗事故或医疗纠纷，临床带教教师或指导医师承担相应责任"。

✻ 见习、实习医生怎么办

1. 必须在患者知情同意下进行

患者对实习医生难免会心存疑虑，患者的担心可以归为两方面：一是认为实习医生的侵犯了自己的隐私权，尤其是一大群见习、实习医生排队观摩更让患者觉得难堪；对于这样的情况，在实习期间，对于一般性体格检查，在带教老师指导下，在接诊、听诊和躯体检查诸如一般性医疗操作，可以口头征得患者同意下进行，如果特殊检查、治疗和手术，应进行书面告知，并取得患者的同意和签字后，在带教老师指导下实施。

2. 独自进行医疗行为可能招致麻烦

按照我国法律规定，没有取得执业资格的见习和实习医生，是没有权利单独实施医疗行为的，一旦出现医疗损害是不享受医生豁免权的，同时也不受法律保护，甚至会被认定为非法行医，担上刑事责任的。

外地患者手术无家属签字怎么办

✻ 脑外伤患者死里逃生

一天夜里，外科值班的张医生正在书写病历，突然门外传来嘈杂的脚步声，五六个民工抬着一个昏迷的患者进入了诊室，原来是他们的工友刚才干活的时候不慎从三楼跌落，当时就昏迷不醒，张医生经过检查初步诊断为脑出血，需要马上手术治疗，便问随行的民工中有无其家属，需要进行术前签字，民工们这时面面相觑，原来受伤的人是孤身一人来工地干活的，而他们的队长也不在，谁都不愿意也不敢签这个字。张医生见状，认为时间宝贵不能再延误了，就一面让民工通知工地负责人前来办理交费等入院手续，一面将情况汇报了医院总值班。医院总值班来到科里了解情况后，认为病情危重，随时可能恶化危及生命，于是按照规定由医院负责人在手术知情同意书和麻醉知情同意书签字，并要求科室立即手术。手术进行完毕后，张医生又与赶来的工地负责人一起补办相关的手续。一个多月后，患者出院时与家属一道对张医生千恩万谢，感谢医院的救命之恩。

✻ 相关法律、法规

《执业医师法》**第二十四条**　对急危患者，医师应当采取紧急措施进行诊治；不得拒绝急救处置。

《医疗机构管理条例》**第三十三条** 医疗机构施行手术、特殊检查或者特殊治疗时，必须征得患者同意，并应当取得其家属或者关系人同意并签字；无法取得患者意见时，应当取得家属或者关系人同意并签字；无法取得患者意见又无家属或者关系人在场，或者遇到其他特殊情况时，经治医师应当提出医疗处置方案，在取得医疗机构负责人或者被授权负责人员的批准后实施。

✲ 对危重患者紧急救治是医师的义务

生命健康权是人最为基本的权利之一，也是其他权利的基础。当人的生命健康受到威胁时，我们可能会舍弃其他权利来维持人的生命与健康。医疗机构以救死扶伤，防病治病，为公民的健康服务作为宗旨，医生就更应当尊重和维护人的生命健康权。类似本文案例的情形在每所医疗机构中都曾上演过，由于医疗机构市场化、追求经济效益等因素，也曾出现过个别因无患者亲属在场，担心患者无法支付医药费用而拖延甚至拒绝救治的情形。这些案例一经报道，纷纷受到舆论的广泛关注，有些地区还专门针对此问题对医疗机构制定了处罚措施。《医疗机构管理条例》中对无家属签字的情形明确规定，那就是在取得医疗机构负责人或者被授权负责人员的批准后医师是可以实施紧急救治的。笔者也希望随着新医改的深入，医疗机构能够真正地发挥起救死扶伤，防病治病的作用，为人民的健康而服务。

院外遇到危重病人怎么办

✲ 院外医疗行为的尴尬

中国有200多万执业医师，无论是出差还是旅游，无论是坐火车、还是坐飞机，都有可能遇到突发疾病的人，此时作为一名医师该怎么办？是坐视不管，还是挺身而出？职业和道德要求积极救治，但是这种救治的行为又涉嫌在非注册地点行医，这让医师左右为难。那么，怎样认定这种行为的法律责任？

✲ 相关法律、法规

《中华人民共和国民法通则》**第九十三条** 没有法定的或者约定的义务，为避免他人利益受损失进行管理或者服务的，有权要求受益人偿付由此而支付的必要费用。

《执业医师法》**第二十四条** 对急危患者，医师应当采取紧急措施进行诊治；不得拒绝急救处置。

《关于医师执业注册中执业范围的暂行规定》**第五条** 医师注册后有下列情况之一的，不属于超范围执业：

（一）对病人实施紧急医疗救护的；

（二）临床医师依据《住院医师规范化培训规定》和《全科医师规范化培训试行办法》等，进行临床转科的；

（三）依据国家有关规定，经医疗、预防、保健机构批准的卫生支农、会诊、进修、学术交流、承担政府交办的任务和卫生行政部门批准的义诊等……

✲ 院外救治是医生的天职

作为一名医生的执业道德就是救死扶伤，医生的职责属性也是社会性，他的医学知识是为整个社会服务的，笔者认为医生无论在什么地方都有责任帮助患者解除病痛，无论到哪儿救治病人都是医生的天职。在院外的救治中，更确切的说是以红十字会员和有医学知识的公民进行的。

✲ 院外救治符合无因管理

无因管理是指没有法定或约定的义务，为避免他人利益遭受损失，为他人管理事务的行为。医患无因管理关系，是指医疗机构或医务人员在没有约定义务和法定义务的情况下，为避免患者的生命健康利益受到损害，自愿为患者提供医疗服务的行为。

这条规定明确了构成无因管理的一个重要客观要件，就是管理人无法律上的义务。从法律规定看，医师在院外实施救治属于无因管理的范畴。并且，无因管理者有权要求受益人偿付由此而支付的必要费用，但是，迄今为止我们还没有看到哪一位医师院外救治病人后要求支付费用的，这充分说明我国医师救死扶伤的高尚情操。

✻ 院外救治不是医师超范围执业

院外对病人实施的紧急医疗救护，符合医师执业注册中执业范围的暂行规定第五条的规定，超出执业范围的紧急医疗措施有法律依据，是合法的，不能认为他是非法超出执业范围的行医。

✻ 院外救治属于法律上的紧急避险

法律上的紧急避险是指为了使国家利益、公共利益、本人或者他人的人身、财产和其他权利免受危险，采取的紧急避险行为。危险可以来自自然灾害、来自动物的侵袭；来自疾病等生理功能造成的危险；有的是人为的危害社会的行为。

由于紧急避险的特点是为了保护较大的合法利益，而不得不损害另一较小的合法利益，是行为人在不得已的情况下所采取的紧急措施，行为人在主观上没有过错，是一种有益于社会的合法行为，应当受到支持和鼓励。所以紧急避险不具有刑法意义上的社会危害性，而具有合法性。因此法律规定，不得已采取的紧急避险行为造成损害的，不负刑事责任。当医师看到突发疾病时实施的紧急救治，符合法律上紧急避险的条件要素，所以对此造成的损害不应该承担法律责任。

紧急救治中的双方的关系不是法律上的医患关系。医患关系是自然人到医疗机构通过诊断和检查，确定为病人时才构成法律上的医患关系；按照我国现有法律，医师执业限定在医疗机构的有关科室，院外不具有执业的资格和义务，因此，不具有构成医患关系的条件。所以说，院外的救治行为是道义上的救助关系，而不是法律上的医患关系，是救死扶伤的人道主义的行为，这种行为既符合中国传统的道德观，又符合法律上的无因管理和紧急避险，是当今和谐社会的积极因素，值得提倡和弘扬。

遇到疑似枪伤的病人怎么办

✻ 医生遇到了“罪犯”

李医生是某医院外科的主治医师，一天晚上在急诊值夜班时，来了两位神态慌张的年轻人，其中一个人一瘸一拐，需要旁人的搀扶才能行走，看来伤得不轻。李医生忙把他们接进了诊室，向他们询问伤情，他们吱吱呜呜地搪塞着，一个劲地让医生检查伤口，李医生看了伤口才明白，伤者大腿上有一处疑似枪伤，伤口已经感染，需要马上手术清创，在给两人说明了情况后，李医生在出去准备手术的过程中将这里的情况告诉了科里的护士，并让护士转告了医院的总值班。手术进行当中，总值班来到了门诊手术室以巡视查岗的名义了解了情况，也正在此时，李医生从感染的伤口深处取出了一粒子弹。总值班在看到这个情况后便离开并迅速与公安机关取得了联系。手术做完后，就在两人走出医院大门准备离开的时候，早已经埋伏下来的警察将他们控制，经过讯问才知道，这两人是在逃的犯罪嫌疑人，在附近城市实施犯罪行为时被公安人员发现，追捕过程中其中一人受伤，因害怕被抓获不敢在当地就医，才辗转到异地求医，但天网恢恢，疏而不漏，最终还是被抓获。事后，公安机关和医院还对李医生、护士、总值班等有功人员给予了表扬和奖励。

✻ 相关法律、法规

我国《刑事诉讼法》确立了“依靠群众”的基本原则，其中规定：“任何单位和个人发现有犯罪事实或者犯罪嫌疑人，有权利也有义务向公安机关、人民检察院或者人民法院报案或者举报”。《刑事诉讼法》尽管没有具体规定违反该义务应当承担的责任，但它确立了报案是每个公民都应尽的义务。我国的《执业医师法》中就对此进行了规范，其中第二十九条：“医师发生医疗事故或者发现传染病疫情时，应当按照有关规定及时向所在机构或者卫生行政部门报告。医师发现患者涉嫌伤害事件或者非正常死亡时，应当按照有关规定向有关部门报告”。而且在第三十七条中还制定了罚则，对于发生医疗事故或者发现传染病疫情，患者涉嫌伤害事件或者非正常死亡，不按照规定报告的医师。由县级以上人民政府卫生行政部门给予警告或者责令暂停六个月以上一年以下执业活动；情节严重的，吊销其执业证书；构成犯罪的，依法追究刑事责任。

✻ 医生也要注意自我保护

医生基于所处的特殊信赖地位，可能了解到患者的隐私，于是在医生的职业道德中就存在一项“保守患者隐私（秘密）”的义务。医生应当为信任他们的患者保守秘密。在一些国家还针对类似的特殊群体（如：医生、律师、心理治疗人员、神职人员、新闻记者等，他们因为职业关系可能会接触到个人隐私。）专门规定了“作证豁免权”，即他们可以在诉讼中对自己因职业关系而掌握的情况拒绝出庭作证。“作证豁免权”主要存在于民事诉讼中，而对于刑事诉讼中特殊职业的“作证豁免权”，现在还存在争议。毕竟犯罪行为直接侵犯了国家和社会公众的安全，医生作为社会公众的一员，牺牲自我以及行业的小利而换取国家和社会安定的大利是完全可以理解的，而且也是我国现行法律所规定和要求的。

另外，医生在报案时也一定要注意自身安全，根据实际情况灵活应对，以防犯罪分子的直接侵害或打击报复。

对“三无”危重患者怎么办

✲ 这样的事情常常有

晚上七点多，某医院急诊科的值班医生正在接诊患者，突然，诊室外一阵嘈杂，值班护士跑了进来，着急地说：“大夫，快去看看，保安在急诊楼门口发现一个人倒在地上，刚给背到抢救室了！”值班医生赶紧来到抢救室，见一个老年男子，面色苍黄，双目紧闭，从那破烂不堪、满是灰尘的衣着上看，就可以判断出很可能是一个无家可归的流浪乞讨人员。医生呼唤没有反应，查体发现生命体征不稳定，右侧肢体软瘫，神经系统查体病理反射阳性，怎么办？该患者没有家属，也没有身份证明，按常规诊治应该立即做颅脑 CT 检查，可费用怎么办？病重通知下给谁？

某男孩因车祸被“120”急救中心送到了某医院。当时，男孩已处于重度昏迷状态。他身上没有任何身份证明，医院无法与其家属取得联系。值班医生对患者的初步诊断为重型颅脑损伤，身上多处骨折，生命体征不稳定，病情十分危急，随时可能死亡，需要立即进行手术治疗。该患者同样没有家属，手术知情同意书、输血知情同意书、病危通知书……谁来为他签署呢？无人签署的情况下，能实施抢救治疗的各项措施吗？

✲ 相关法律、法规

《执业医师法》**第二十四条**　对急危患者，医师应当采取紧急措施进行诊治；不得拒绝急救处置。

✻ 应对措施

1. 医院启动重危患者应急预案

医院应制定解决“三无”人员紧急医疗救治的应急程序，针对“三无”的危重患者，立即实施初步抢救，同时经治医生填写“特殊手术、治疗申报表”，由科室主任签署意见后，报医院医务处（科）及主管医疗的院长签字同意后，实施进一步抢救或手术治疗。

2. 联系公案机关和民政部门

在积极救治的同时，应当与所在地区派出所和民政部门联系，让他们知晓并协助解决一些后续问题。所发生的医疗费用应该上报卫生行政部门和民政部门，医院没有埋单的义务。

3. 完善病历和保存证据

医院在启动应急程序后，必须严格执行诊疗常规，整个抢救过程要十分谨慎。自从患者被送进医院后，每一步抢救治疗的过程都必须有如实的医疗证明和记录。这一方面是医疗制度的要求，另一方面，也是为了防止万一手术出现意外，医院好有个凭证。因为救治成功了，患者、家属、社会都会对医院给予肯定和赞扬，但如果救治不成功，事后家属来医院就要用病历向家属解释。

患者主动给医生送红包怎么办

✻ 收红包是“潜规则”

老张的父亲在某大医院住院，需要动手术，考虑老人年事已高，手术风险较大，他便动用各种关系想找了一位专家为父亲主刀手术，专家了解情况后通过朋友转告老张说医院一定会尽心尽力照顾好病人的。手术前一天，老张和家人思来想去，心里始终没底，还是决定听从亲友的劝告，给医生送上“红包”，毕竟送了就更放心些。老张和家人于是按照亲友的指点给主刀专家、麻醉师、副刀医生和护士长以及各种辅助人员大大小小总共花费好几千准备了红包。当老张送出“红包”时，却遭到了医务人员的一致拒绝，老张恳求到：“我送红包也没有其他的要求，就是希望医生能对我父亲更关心些，术后能多到病房里看看。这样，万一有什么意外，能够得到最及时的治疗”，在老张的执意要求下，医务人员收下了红包。手术和术后恢复都进行得很顺利。在老张办理出院手续结账时，意外发现医院退费里多出了好几千元，正好是自己当时送出的红包。

✻ 相关法律、法规

《执业医师法》规定 医师不得利用职务之便，索取、非法收受患者财物或者牟取其他不正当利益。对于违反的，由县级以上人民政府卫生行政部门给予警告或者责令暂停六个月以上一年以下执业活动；情节严重的，吊销其执业证书；构成犯罪的，依法追究刑事责任。

✻ 诊疗期间禁止收受红包

给医生送红包是医院的一种普遍现象，尤其是大医院中学科技术强的诊室和手术科室。在一项网络调查中，66.19%的人曾给医生塞过红包，12.48%的人表示“亲朋好友中有人送过”。从表面上看，送红包好像是患者自愿的行为，属于法律上的赠与行为，但实际上绝大多数患者都是迫于医疗质量难保、医疗收费混乱等潜在威胁才做出送红包的无奈之举，送红包的时间也往往发生在手术或重要诊疗程序以前这样的关键时刻。医生经常面对着这唾手可得的财富时，即使良心未泯也难免会有选择地笑纳，久而久之，医生间上行下效，患者间彼此模仿，于是此风愈演愈烈，更有甚者，医生通过语言暗示乃至直接向患者索要红包。

虽然现行法律法规没有对医生收取红包的行为明确定性，但很多卫生行政管理机构、医院都把“是否收受红包”行为作为衡量医生职业道德的一个重要标准，有些地方甚至公示出“医生收取红包被查实即刻下岗”的庄严承诺。对于收取红包可能构成违法，每个医生都应该有清醒的认识。

那么红包是不是就绝对不能收呢？笔者认为不能一概而论，在医患关系存续期间，医生处于特殊的优势地位，直接影响患者的生命健康，患者在此期间向医生送红包，很难排除并非自愿，因此医生绝对不应收取。只有当医患关系结束后，医生不可能对患者再产生潜在的影响时，患者为了表示感谢送的红包，这种行为应认定为法律上的赠与行为。

“医药代表”给医生药品回扣怎么办

✲ 医生因药品回扣而获罪

2006年，河北顺平县医院6名医生因收受药品回扣被河北顺平县人民法院依法判处犯有受贿罪。虽然6名医生（在这6人中，4名是普通医生，两名科室主任、副主任也是不脱离业务的医生。）受贿金额均不足1万元，且案发后退赃积极，被免予刑事处罚，但此案的判决还是引发社会各界的热议。

2008年底，浙江省人民医院某科主任（主任医师）因在3年时间里收取药商回扣24万多元，依据刚发布的《关于办理商业贿赂刑事案件适用法律若干问题的意见》，他被杭州下城区人民法院以犯非国家工作人员受贿罪，判处有期徒刑5年6个月。

两次判决分别有着不同寻常的意义，第一次判决意味着不仅是医院的管理者和药房负责人，即便是普通医生，如果拿药品回扣，也将可能受到刑法的应有制裁。第二次判决则更加明确了医务人员通过开处方收取回扣的罪名，应该属于非国家工作人员受贿罪而非以前判例中所看到的受贿罪。

✲ 相关法律、法规

《执业医师法》**第三十七条**　医师在执业活动中，违反本法规定，有下列行为之一的，由县级以上人民政府卫生行政部门给予警告或者责令暂停六个月以上一年以下执业活动；情节严重的，吊销其执业证书；构成犯罪的，依法追究刑事责任：……（十）利用职务之便，索取、非法收受患者财物或者牟取其他不正当利益的……

《药品管理法》**第九十一条** ……医疗机构的负责人、药品采购人员、医师等有关人员收受药品生产企业、药品经营企业或者其代理人给予的财物或者其他利益的，由卫生行政部门或者本单位给予处分，没收违法所得；对违法行为情节严重的执业医师，由卫生行政部门吊销其执业证书；构成犯罪的，依法追究刑事责任。

✻ 医生应当自觉抵制药品回扣

收取药品回扣属于违法行为，早有定论。它不仅影响了医生临床用药，而且干扰了正常的药品流通秩序，增加了患者的经济负担。我国的《执业医师法》《药品管理法》都对此进行了规定，其中不仅包括警告、停业、吊销执业证书等行政处罚，而且在两部法律中都提到："对构成犯罪的，依法追究刑事责任"，至于构成何种犯罪则均未提及。

在药品回扣泛滥的初期，由于缺乏相关的明确司法解释，司法机关对普通医生收取药品回扣并未给予刑事制裁。随着"回扣风"愈演愈烈，国家开展了专项治理活动，并以"河北顺平案"为标志，司法机关开始对部分收取回扣数额较大的医生以受贿罪定罪量刑。因受贿罪系针对国家工作人员利用公权力收取贿赂的罪名，法律界关于"医务人员开处方的行为是否属于国家工作人员使用公权力”的争论便屡屡出现，2008 年 11 月“最高人民法院和最高人民检察院”发布的《关于办理商业贿赂刑事案件适用法律若干问题的意见》终于明确规定：“医疗机构中的医务人员，利用开处方的职务便利，以各种名义非法收受药品、医疗器械、医用卫生材料等医药产品销售方财物，为医药产品销售方谋取利益，数额较大的，依照刑法第一百六十三条的规定，以非国家工作人员受贿罪定罪处罚”。

通过以上的案例以及分析，医药代表给开方医生药品回扣时应该怎么办的问题读者们也该早有了答案。不过，笔者在此建议：堵不如疏，要减少乃至杜绝药品回扣问题，不仅要加强打击力度，国家更应该增加卫生事业的投入，提高医生的阳光收入以体现其劳动价值，这样才可以从根本上解除医生开单提成的动因。

上了医疗责任保险医院怎么办

✻ 医患关系紧张纠纷增加

近年来医疗纠纷呈现上升的趋势，如何妥善解决纠纷？如何避免纠纷给临床工作带来负面影响？是摆在医院、医生面前的现实问题。

患者对医生的诊治过程不满意，认为由于医生的过错造成了患者的不良医疗结果，患者或家属往往非常激动，通常情况下会找到院方的医疗管理部门投诉，要求院里给个说法，或者干脆直接提出经济赔偿。过去一些医院本着息事宁人的想法，再加上如果我们的医疗过程中确实有欠缺的地方，有些医院或科室就愿意通过“私了”，即协商的方式来解决。医患双方同意协商，最终的现实问题还是要落到赔偿的金额上，这时，医患双方对于赔偿的额度大都存在严重的分歧，医院方认为该给的很少，患者方是觉得应该尽量多要，二者往往相距甚远，很难达成一致。即便经过反复磋商，“讨价还价”，最终达成一致，确定了具体数目，签订了解决的协议，医院方也按照协议给付了赔偿金。但是，解决之后双方心里也不踏实，医院方老怕患者再反悔，“私了”的赔偿反倒会成为对方进一步“得寸进尺”，提出更高赔偿的理由和动力。患者方也会认为医院方一定是有过错，怕闹大了，才答应赔这些钱的，如果去打官司，说不定还能给更多的赔偿。现在还有一些纠纷是医院方认为患者在无理取闹，自己肯定没有问题，不可能承担任何的赔偿，或者医院方知道诊疗过程中有一些纰漏，但不好判断与患者的不良结果之间的因果关系时，不好断定自己应承担多大的责任时，也不愿通过“私了”来解决。

✻ 相关法律、法规

《医疗事故处理条例》**第四十六条** 发生医疗事故的赔偿等民事责任争议，医患双方可以协商解决；不愿意协商或者协商不成的，当事人可以向卫生行政部门提出调解申请，也可以直接向人民法院提起民事诉讼。

北京市卫生局2004年出台的《关于北京市实施医疗责任保险的意见》**规定** 本市行政区域内国有非营利性医疗机构必须按照本意见的规定参加医疗责任保险”；“医疗责任保险是指医疗机构与保险公司双方合作开展的医疗执业责任保险业务，是分担医疗机构执业过程中医疗过失纠纷处理与赔偿风险的一种社会承担机制。

✻ 出现医疗纠纷后应该怎么做

寻求社会第三方帮助解决

发生医疗纠纷后，在医患双方协商不成的情况下，医疗机构也可以向患方介绍“医责险”，在患方同意的前提下，委托一个中立的第三方对医疗纠纷进行调解，这是一个帮助医院解决医疗纠纷的良好途径，由院方向保险公司报险，保险公司随即将材料转至一个完全中立的第三方——北京市卫生法研究会医疗纠纷调解中心，由其来调解医患矛盾，调解中心的工作人员会向双方了解情况，一般医院方需提供病历的复印件，患者方提供其他相应的书面材料，调解中心会请相关专家进行合议，最后调解中心做出一个调解意见书，内容包括院方是否有过错，过错是否与患者损害有关系，需要向患方给予经济赔偿。如果医患双方同意调解意见，双方签署协议，医方可以据为依据给予赔偿。

医方向患方介绍医责险，应该说明以下四点：①请中立机构的第三方来调解医疗纠纷是目前解决医患矛盾的有效途径之一，并越来越多地被医患双方所接受；②北京市卫生法研究会医疗纠纷调解中心是一个独立的第三方，担当医疗纠纷的调解工作，调解结果具有一定的效力，可建议患方在网上查询该机构的情况，或电话咨询；③调解中心解决问题的前提是双方自愿；④如果不满意调解结果，还可以走其他途径解决，双方都有自由选择。

✲ 医责险是医疗风险分担的社会作用

通过医责险来解决医疗纠纷是对医疗机构风险社会分担的一种方式，是政府运用市场经济手段在保障患者安全、对患者遭到损害时的一种经济补偿，是促进和谐社会的有益措施，也是政府职能的一大转变。

对患方来说通过社会第三方的调解，可避免了走诉讼程序来解决问题，也不必承担律师费、诉讼费、鉴定费等费用，并且大大节约时间，以及不必要的精神拖累。

对医疗机构通过医责险来解决医疗纠纷，能够有效地节约人力资源，把更多的精力投入到更好地提高医疗服务水平中去。同时，中立的第三方可以比较公正地评价院方在诊疗过程中是否存在缺陷，对于患者显然更具有说服力。因此可以说，经“医责险”解决医患纠纷是对医患双方都有益的一种方式。

✻ 上了医责险不等于万事大吉

医疗机构上了医责险并不等于万事大吉，不等于可以不顾及法律法规、诊疗常规而随心所欲地进行医疗活动。如果调解结果是医院应承担相应的责任，那么就等于给医院、给当事科室、当事医生一个警示，提示在今后的医疗行为中应注意哪些环节，对医院规范医疗行为起到积极地促进作用。如果认定是由于医生的渎职而发生了严重的医疗事故或医疗差错，也同样会受到法律的严惩，甚至会被追究刑事责任。另外，如果医院频频出险，赔偿额度过高，保险公司也会在下一年度相应地提高医院的医责险保费。

放射科医生常被患者误会怎么办

✲ 误会后医生被打

2006年12月10日晚上7时，北京某医院放射科当班大夫接待了一位要拍X线胸片的年轻女患者。按照常规患者在放射科检查时都应该脱掉上衣，尤其是穿着毛衣的患者，因为穿着毛衣拍片，图片就会呈现网格。当时就诊的女患者正好穿着一件毛衣，大夫随即询问病人是否在里面穿了衬衣，如果穿了，就把毛衣脱掉，没有想到女患者的毛衣里面并没有衬衣，只穿了胸罩，于是屈大夫要求她穿着毛衣，然后撩起毛衣拍片。女患者可能对这个过程产生了误会，于是在走出诊室后，向陪同前来的丈夫诉说大夫“耍流氓”，结果大夫被拳打脚踢，造成颅内出血和胸部软组织损伤。

赵先生陪同妻子去长春某医院看病。当他交完款返回放射线科时，却发现妻子只穿内衣内裤，这让赵先生十分气愤，他说“连门都没关，来来往往那么多人，屋里还有很多等候的人。医院应该保护病人的隐私吧。”赵先生觉得医院这种做法是对病人极大的不尊重，投诉到医院和新闻媒体。院方的解释是，赵先生的妻子拍的是胸椎、腰椎和股骨头等部位，因为患者穿的外套有铁质拉锁和金属亮片，会影响拍片，因此必须脱掉，而拍股骨头时必须脱掉裤子。如果拉锁挡住了椎间隙就会影响医生的诊断，而如果裤腰的部分挡住了要拍摄的部位会导致医生的误诊。值班大夫说“我们这么要求肯定是出于对患者负责的态度。有的患者胸罩上有钢圈，这都会影响拍片，但对于女患者我们都很小心，就怕出麻烦，当时患者很多，他没有过多地解释，而是由骨科的主任向赵先生说明原因，但被患者误解，感到很委屈。”

诸如此类放射科医生被误解、误会后，发生投诉、纠纷和被打的事情屡见不鲜，那么放射科怎样正视这一问题。

✼ 相关法律、法规

《中华人民共和国执业医师法》**第二十二条**　医师在执业活动中履行下列义务：

（一）遵守法律、法规，遵守技术操作规范；

（二）树立敬业精神，遵守职业道德，履行医师职责，尽职尽责为患者服务；

（三）关心、爱护、尊重患者，保护患者的隐私……

《河南省医务人员规范服务守则》

一、医师规范服务守则

（一）门诊医师

1．执行一人一诊制度（一位医师一次诊疗一位患者），旁边可有一位家属陪伴。

2．问诊语言通俗易懂，态度和蔼耐心。

3．查体时协助患者摆好体位，动作轻柔，尽量减少患者痛苦。

检查完毕帮助患者整理好衣服、下床。

4. 男性医务人员为女性患者进行检查时，注意保护隐私，有护士或家属陪伴。

✻ 怎样做才能避免误解和误会

1. 放射检查必须履行有效告知

放射科的暗室、检查脱衣的要求、放射部位的暴露等许多原因构成了是特殊科室，这些特殊的情况恰恰是患者不了解的，信息的不对称恰是导致误解误会的主要原因。特别是医生工作忙，注重完成诊断和技术操作，忽视了对患者的告知及对家属的询问不耐烦，对患者造成有意或无意的伤害，引起患者及家属强烈不满，因此而导致纠纷。所以，放射科要对检查的患者给予检查告知书，把检查项目和要求详细的介绍，使患者了解和配合，同时也应在科室走廊用展板公众告示。

2. 保护患者隐私是医生的义务

患者个人隐私受法律保护，别人是不能侵犯的。女性患者拍片时大部分身体暴露在众人面前，是侵犯患者隐私的表现。医务人员要有高度保护患者隐私的观念，及时细致的解释患者的问题，尊重患者的隐私权，应该在放射科设立布幔式的更衣屏风，或者提供检查所适宜的服装，给患者提供一个检查的条件和隐私保护的空间。并且按照医务人员规范服务守则：男性医务人员为女性患者进行检查时，注意保护隐私，有护士或家属陪伴。

3. 重视医学伦理尊重患者感情

中国几千年的封建社会留下的传统道德观影响很深，现实社会中仍有相当一些患者存在害羞、保守的思想，医生要坚持“以人为本，以患者为中心”的服务理念，从患者的切身利益出发，关心尊重患者的感受，真诚的帮助患者，理解和体谅患者，用实际行动和服务态度感动患者。

4. 加强科室规范化管理

放射科普遍存在的问题是，服务意识滞后、服务态度生硬、医患沟通不充分、责任心不强、法律知识欠缺、设备老化等。要完善放射科规章制度，改善服务态度，加强工作责任感，强化业务培训。树立防范意识，认真分析放射科医疗纠纷原因，建立一套防范措施，提高自我保护能力，严格执行岗位职责、工作程序及各项操作规程。科主任每日督促检查，发现问题及时整改。

医师权利受到侵犯怎么办

✻ 医师的权利有哪些

按照我国法律规定医师有以下权利：①豁免权，非经医学技术鉴定并结论为医疗事故的，不受法律追究；②独立处方权，只要经批准注册取得执业医师证，就有独立的处方权；③生命健康权，生命健康权受国家法律保护；④人身权；⑤对疾病诊断权；⑥对患者疾病过程中行使的医疗处置权；⑦疾病调查权；⑧出具诊断证明权；⑨正常工作权；⑩人格尊严权；⑪工资待遇权；⑫名誉权；⑬隐私保护权；⑭求偿权，当合法利益受到侵犯时有要求获得赔偿的权利；⑮回避权；⑯医学研究权；⑰继续教育权；⑱检查权；⑲紧急救治权；⑳强制治疗权；㉑有条件的隐瞒病情权；㉒人格尊严受尊重权；㉓自卫权；㉔职称晋升权；㉕参与民主管理权等。

✻ 侵犯医师权利事件经常发生

2009 年 6 月 21 日凌晨，福建省南平市杨厝村村民杨俊斌在南平市第一医院泌尿外科手术后因呼吸功能衰竭、心脏骤停，经抢救无效死亡。此后家属拒绝迁移死者尸体，将泌尿外科全科室封闭，泌尿外科的值班医生、手术医生和所有在院病人，都被关在病房；同时，医闹组织开始在门诊大楼、住院大楼摆放花圈，打砸泌尿外科住院病房。21 日早上 8 点，住院病人、门诊病人均无法正常就诊，整个医院处于混乱、瘫痪的状态，住院部里被监禁的在院病人和医生护士，被黑势力吓得心惊胆战。其他科室的医务人员自发实施调解，无果，医闹势力对调解人员进行殴打，要求被关押的主管医生向尸体下跪，最终演化成医患双方在医院大打出手，双方各有伤情。最后政府出面要求医院向患者支付 21 万元费用的方法平息事态。6 月 23 日早 7 时 30 分，福建省南平市第一医院 80 余名医生，穿着白大褂到市政府门前静坐请愿，要求确保医院安全的医疗秩序。

这是一起典型的、严重的“医闹”事件，不仅扰乱了医疗机构正常工作秩序，而且还侵犯医师权利、限制人身自由、致使多名医务人员人身受到伤害。那么，身为第一线保卫老百姓健康的医务工作者遇到医疗纠纷、医闹、人身权利受到侵犯时该怎么办呢？

✲ 医师权利受到侵犯怎么办

1. 立即报告和报警

出现医疗纠纷后应第一时间通知医院医务科，同时控制医患双方情绪，安抚患者或家属情绪，避免情况激化，便于纠纷的调节处理工作进一步开展。如果事态突然发生，要立即报警 110。

2. 收集和保全证据

保存好各种证据，包括病例、医疗过程中所使用的设备、器械、药品等等。如遇到突发意外伤害医务人员事件，首先及时通知医院保安并报警，控制事件恶化，并尽可能使用音视频记录设备记录当时情况。

3. 寻求当地医师协会帮助

事件发生后，有些医院往往掩盖事件，大事化小，结果是损害医师的权益做代价，这是你要寻求当地医师协会或中国医师协会协助维护个人权益。中国医师协会是经国家民政部登记注册，由执业医师、执业助理医师及单位会员自愿组成的全国性、行业性、非营利性的群众团体，是国家一级协会，是独立的法人社团。本会的宗旨是发挥行业服务、协调、自律、维权、监督、管理作用。

4. 自己依法维权

为此中国医师协会决定将研讨会的结论和医师协会的处理意见整理成文报送卫生部、公安部。同时设法联系福建省有关政府职能部门督促本事件的处理。

5. 要求合理赔偿

现在我国绝大部分医生是医院人，实质上你是受雇于某某的医院，你和医院存在法律意义上的雇佣关系，你的工作岗位是履行的医院职务之责，也就是你在代替医院履行与患者的关系，不是你的个人行为，那么按照《中华人民共和国劳动合同法》，你享有各种劳动保护的权益，一旦受到侵犯，医院要承担起为你维权的责任，

6. 请求法律保护

各地都有司法援助中心，可以提交相关资料和证据；或者及时聘请律师向人民法院起诉，既可以向对你权益侵犯的加害人提起诉讼保护你的合法权益，也可以向法院起诉你所在的医疗机构，保护你的合法权益。

在门诊实施一般性手术风险怎么办

门诊工作有诊疗时间短、和患者接触少、不利于观察和护理配合等许多薄弱环节和问题，所以只对一些轻度疾病做简易处理，但是涉及手术，无论大小轻重都必须按照规范进行，稍微疏忽，就可在这个环节上出现问题，甚至纠纷。

患者史某，29岁，因“右睾丸疼痛三个月，右睾丸疼痛加重并明显肿大一个月”，于2007年6月6日到某三甲医院就诊。当时检查右侧阴囊明显肿大，右睾丸、附睾肿大并有疼痛，随即进行B超检查示：右睾丸内异常回声，炎症待除外，右附睾头明显肿大，炎症待除外，右侧阴囊壁囊性变，可能阴囊壁脓肿。在门诊行阴囊右侧切开引流，此后在该院门诊进行伤口换药。9月3日该院专家门诊考虑附睾结核并开始抗结核合并抗感染联合治疗。患者于10月在其他医院超声检查示左肾重度肾积水，静脉肾盂造影为左肾不显影，即诊断为左肾结核无功能，于2008年11月8日行左肾切除术。患者认为第一家医院误诊、延误治疗，至使左肾手术切除。患方诉讼至法院要求赔偿。

经鉴定：患者史某因“右阴囊肿痛，发现阴囊壁肿物”至某医院门诊就诊，经过临床查体及超声检查后，行切开引流术，并诊断为“右阴囊壁脓肿，右附睾丸炎”后经换药等治疗伤口不愈合；之后三月余，另一医院诊断为“左肾结核”并行切除手术。考虑泌尿系统结核感染的一般传播及演变规律，第一家医院对患者的病情认知不足，切开引流后未做镜检和病检等相关检查以辅助诊断，造成未及时明确诊断致使有效的治疗有延误，存在医疗缺陷。切开引流术为有创手术，虽然其操作相对简便，急诊或门诊均可施行，但对于涉及阴囊等重要器官需要进行切开引流术的，仍有进行告知的义务，必要时可签署书面知情同意书或进行文字记录。院方在与患者及其家属进行沟通中，解释方面有不妥之处，亦属医疗缺陷。法院判决医院赔偿87675元。

✻ 相关法律、法规

《医疗机构管理条例实施细则》**第六十二条**　医疗机构应当尊重患者对自己的病情、诊断、治疗的知情权利。在实施手术、特殊检查、特殊治疗时，应当向患者作必要的解释。因实施保护性医疗措施不宜向患者说明情况的，应当将有关情况通知患者家属。

✻ 门诊实施手术应该按照规范进行

1. 患者在门诊三次诊疗后仍不能作出确切诊断，或治疗效果不明显时，应及时请高年资医生会诊，以明确诊断和治疗，避免门诊手术的随意性和盲目性。

2. 对门诊不能及时确诊且治疗有难度的疾病，应在有条件的情况下收入住院，进行科内集体会诊、做出诊断，然后再决定规范治疗。

3. 充分考虑门诊手术的局限性，门诊手术由于没有严格护理和查房，更应该遵守诊疗常规，凡有创操作手术都应按照相关法规进行书面的知情告知和签署同意书。

4. 应加强与患者充分的沟通，用通俗语言讲清疾病的诊治情况，取得患者积极配合治疗，沟通谈话中避免生硬刻板，要有感情上的交流。

5. 避免熟人、朋友一般小手术的随意治疗，通过一些临床纠纷案例我们发现，因为患者是熟人、朋友或本院同事介绍的，医生认为手术简单就随意地在门诊手术，一旦出现不良后果时，纠纷就会产生。

尸检涉及问题复杂怎么办

医疗纠纷中尸检是确定死因的重要事实证据，是对已经死亡的机体进行解剖、检验，以查明死亡原因的一种科学手段。由于中国的传统习惯，许多家属不同意进行尸检，那么按照法律临床医生对于复杂的尸检怎样处理，医生怎样履行职责。

✽ 相关法律、法规

《医疗事故处理条例》**第十八条**　患者死亡，医患双方当事人不能确定死因或者对死因有异议的，应当在患者死亡后48小时内进行尸检；具备尸体冻存条件的，可以延长至7日。尸检应当经死者近亲属同意并签字。尸检应当由按国家有关规定取得相应资格的机构和病理解剖专业技术人员进行。承担尸检任务的机构和病理解剖专业技术人员有进行尸检的义务。医疗事故争议双方当事人可以请法医病理学人员参加尸检，也可以委派代表观察尸检过程。拒绝或者拖延尸检，超过规定时间，影响对死因判定的，由拒绝或者拖延的一方承担责任。

✽ 临床关于尸检应注意的几个问题

1．医生在患者死亡后都应该履行尸检告知

什么情况下需要进行尸检，要向家属履行知情同意，依据《条例》，并不是针对所有死亡患者都必须进行尸检，只有当医患双方当事人不能确定死因或者对死因有异议的，才进行尸检。但是，医生对死者家属的尸检告知是必需的，也是法定的义务，医患双方都可以提出进行尸检的请求，但医疗机构提出尸检的须征得患者近亲属的签字同意。

2. 尸检告知形式要恰当

患者去世，家属往往沉浸在巨大的悲恸之中，医务人员应在同情患方感情的前提下，告知尸检应当在48小时内进行，具备尸体冻存条件的，可以延长至7日。故而，对于应当进行尸检的，医患双方都应在时限内提出，针对医疗机构，告知与取得患方当事人的知情同意就必须要考虑到时限的规定。在患者去世后，适时的向家属说明尸检的目的、意义和尸检程序，以及不进行尸检的法律后果。对于患方提出的尸检的具体事宜、尸检机构的资质等，可以建议医患双方共同向委托的尸检机构进行咨询。

3. 不主张尸检者不能追究死因

拒绝或者拖延尸检，超过规定时间，影响对死因判定的，由拒绝或者拖延的一方承担责任。现实医疗纠纷过程中，医方承担举证倒置的责任，死因的确定是重要的举证之一，那么在死亡原因不明又无法证明患方拒绝尸检的情况下，医疗机构往往要承担举证不利的诉讼后果。故而，在死因不明或者对死因有异议时，如果医方不告知将承担不利后果，医方尽到了告知义务，患方拒绝尸检，患方将承担不利后果。

4. 医方要取得尸检已经告知的证据

医疗机构在向患方提出尸检或履行尸检的知情同意时，应当将相关内容在病历中予以记录，或制作专门的尸检知情同意书留存于病历资料中，无论患方是否同意尸检都应取得其签字确认。对于患方拒绝签字或拖延而迟迟不表明态度的，也应采取谈话的形式，予以记录和录音，同时可以向所属卫生行政部门进行通报，以备发生争议时就此举证。

5. 体解剖检验规定和流程

尸体解剖检验的目的：印证临床诊断，明确疾病和死亡原因。

尸体解剖检验的请求权：患者死亡，医患双方当事人不能确定死因或对死因有异议的，均可提出进行尸体解剖检验。尸体解剖检验的期限：尸体解剖检验应当在患者死亡后48小时内进行；具备尸体冻存条件的（持续低温冷冻保存，温度在零下20度至零下18度），可以延长至7日。尸体解剖检验的流程：由医疗机构提出尸体检验要求的，必须取得病人家属的同意。在签订《尸体解剖检验意见书》后，医患双方共同选择由卫生行政部门指定具有尸检资格的鉴定机构。

附：医疗机构尸检意见书

**医院

尸体解剖检验意见书

病案号__________

<table>
<tr><td>姓名</td><td></td><td>性别</td><td>□男　□女</td><td>年龄</td><td></td></tr>
<tr><td>科别</td><td></td><td>病区</td><td></td><td>床位</td><td></td></tr>
<tr><td>最后一次
接受治疗</td><td colspan="3"></td><td>治疗
结束
时间</td><td>年　月　日
时</td></tr>
<tr><td>临床诊断</td><td colspan="5"></td></tr>
<tr><td>死亡诊断</td><td colspan="5"></td></tr>
<tr><td>死亡时间</td><td colspan="5">年　　月　　日　　时</td></tr>
<tr><td>尸检原因</td><td colspan="5">□明 确 死 因　　□对 死 亡 诊 断 有 异 议　　□其他______________</td></tr>
<tr><td rowspan="3">家属意见</td><td rowspan="3" colspan="2">（请填写同意或不同意尸检）</td><td colspan="2">患者近亲属签字</td><td></td></tr>
<tr><td colspan="2">与死者关系</td><td></td></tr>
<tr><td colspan="2">签字时间</td><td>年　月　日</td></tr>
<tr><td>住院医师
签字</td><td colspan="5">年　　月　　日</td></tr>
<tr><td>主治以上
医师签字</td><td colspan="5">年　　月　　日</td></tr>
</table>

预料中的手术并发症出现了怎么办

✲ 手术并发症经常出现

手术并发症是在治疗原发病的过程中，出现的非医疗目的的不良后果，这种后果会导致患者身体伤害、甚至死亡，这是医生和家属都不愿看到的事情。目前医学还不是完善的科学，存在许许多多的未知因素和不确定性，有些并发症是可以预见可以防范的、有些并发症是可以预见但不可防范的，甚至有些并发症是不可预见也无从防范的，这就导致很多并发症是不可避免的，那么出现了并发症医生怎么办，怎样保护患者的安全，又怎样保护自己的合法权益？

✲ 相关法律、法规

《中华人民共和国执业医师法》**第二十二条** 医师在执业活动中履行的义务：（一）遵守法律、法规，遵守技术操作规范。

《医疗事故处理条例》**第五条** 医疗机构及其医务人员在医疗活动中，必须严格遵守医疗卫生管理法律、行政法规、部门规章和诊疗护理规范、常规，恪守医疗服务职业道德。**第二条** 本条例所称医疗事故，是指医疗机构及其医务人员在医疗活动中，违反医疗卫生管理法律、行政法规、部门规章和诊疗护理规范、常规，过失造成患者人身损害的事故。

✻ 手术并发症出现了怎么办

1．严格遵守手术规范

首先手术的适应证、禁忌证和手术方式的选择是正确的，手术过程是按照手术规范进行，这是避免并发症的前提，这个前提如果存在问题，那么你的一切都将被否定，出现的并发症将要承担全部责任。所以按照规范进行手术才是基本的、合法的，一旦出现并发症，只要及时采取积极正确的措施，尽到了责任就不需承担责任。

2．有处理并发症的应急措施

我们一些医院在手术知情同意书中罗列了许多并发症情况，可没有应对并发症的措施，这是原则性的知情同意书告知缺陷，这样的告知书患者看到后不禁要问：医生，这么多的并发症你们医生怎么对待，一旦出现怎么处理？所以，临床要求我们在告知书中每一个并发症后面都要按照处理规范，写上明确、具体的应对措施，这既是对患者安全的负责和安慰，也是对医生的自我保护。

3．并发症的处理必须规范

医生针对如麻醉意外、大出血、循环、呼吸骤停等等手术并发症应该有处理预案，一旦出现就按照规范处理，有序的实施，包括紧急会诊和转院等全部措施，只要是正确的医疗行为，就不应该承担医疗责任。这里重点提醒：抢救和处理记录必须规范书写，做得好没有写好，到鉴定时、到法庭上仍然会承担不利后果。

4. 努力减少并发症发生

减少并发症发生是每一个手术都要考虑的问题，谨慎、细致按照规范进行操作，是减少并发症的前提要件，医生在杜绝并发症方面还不可能，但是在减少并发症方面还是大有可为的，好医生面前患者是安全的。

5. 知情同意书要给患方一份

目前，许多医院的知情同意书没有备份，签署一份医方保存，但患者手中没有，建议应该给患者一份。按照法律的公平性，双方意愿的文件双方都应该持有，这样会更尊重患者的知情权，同时也使患者家属对并发症进一步认识，一旦出现并发症他们也会认可接受。这里提醒临床医生想一想，现在许多纠纷中家属签了知情同意书，并发症写得清清楚楚，一旦出现并发症就不认账的事实还少吗？

手术中需要改变术式怎么办

✲ 术中改变术式引发纠纷

由于医学科学发展的局限性，妇科疾病尤其是卵巢肿物，手术前很难确诊，往往需要手术中或手术后病理证实诊断，所以会出现手术中改变手术方式或手术范围的问题，遇到这种情况医生该如何与患者或其家属沟通，怎样处理。

患者张某，女性，54岁，因体检B超提示右侧卵巢包块在某三甲医院妇科住院，经过各种检查，诊断卵巢良性肿瘤可能大，主管医生手术前与患者及家属签署手术知情同意书，因患者未绝经，拟行右侧附件切除术。术中切除右附件，发现右侧卵巢肿物内有实性成分，遂送快速冰冻病理，结果回报为右卵巢肿物不除外恶性可能。手术台上的住院医生受手术者委托，向患者家属口头交待了病情，然后进行了全子宫和剩下的一侧附件的切除。手术后病理回报为卵巢良性畸胎瘤。手术半年后患者出现更年期症状，以医院侵犯自己的知情权，私自改变手术范围，导致自己提早出现更年期症状为由，将医院诉讼至法院。

✲ 相关法律、法规

《医疗事故处理条例》**第十一条**　在医疗活动中，医疗机构及其医务人员应当将患者的病情、医疗措施、医疗风险等如实告知患者，及时解答其咨询；但是，应当避免对患者产生不利后果。

《病历书写基本规范》**第十条** 对按照有关规定需取得患者书面同意方可进行的医疗活动（如特殊检查、特殊治疗、手术、实验性临床医疗等），应当由患者本人签署同意书。患者不具备完全民事行为能力时，应当由其法定代理人签字；患者因病无法签字时，应当由其近亲属签字，没有近亲属的，由其关系人签字；为抢救患者，在法定代理人或近亲属、关系人无法及时签字的情况下，可由医疗机构负责人或者被授权的负责人签字。

✻ 改变术式如何与患者家属沟通和处理

手术前请患者签署授权委托书，授权自己的近亲属处理手术中的有关自己病情的一切事宜。

手术中需要改变手术前的手术方式，应由术者更换手术衣走出手术室，直接与患者家属谈话沟通，不能由其他人员代替术者沟通。

术者应当将手术中所见的情况、手术中的诊断、拟改变的手术方式，以及原因详细告知患者家属，并将改变手术方式后可能会出现的并发症，再次书面形式告知患者家属，谈话内容记录在原有的知情同意书上，或者重新起草知情同意书，请患者家属再次签字，时间具体到分钟。

如果术中需要快速病理，应告知患者家属快速病理诊断的局限性，以及依据快速病理处理的风险，亦应取得患者家属的书面签字同意。

手术后病理结果回报后，主管医生或手术者应再次与患者或其家属沟通，告知其下一步的处理措施及注意事项。

就诊人要求做变性手术怎么办

✲ 变性手术是新生事物

性别身份是由生理、心理与社会三者的综合因素决定的，三者中任何一方面出现异常都可导致人们出现性身份识别障碍，忍受着常人难以想象的肉体和灵魂分裂之苦，这也促生了他们强烈的变性欲望。一般来讲，变性手术是指将解剖学上的原有男性或女性外生殖器官切除，改成异性的结构，也就是人为地将男变女或将女变男。变性手术不是任何医疗机构任何医生都可以做的，在利益的驱使下，现实一些医院及医生在技术水平欠缺的情况下，盲目地对一些要求变性者实施变性手术，结果导致手术不得不中途停止或者即使完成手术也给变性者留下后遗症，带来终身痛苦。变性者本来就承受着巨大的心理压力，医疗事故还要再让他们经受身体上的痛苦。

✲ 相关法律、法规

《医疗技术临床应用管理办法》**第八条** 卫生部负责第三类医疗技术的临床应用管理工作。**附件《第三类医疗技术目录》**：二、涉及重大伦理问题，安全性、有效性确切的医疗技术：同种器官移植技术、变性手术等。

第十四条 属于第三类的医疗技术首次应用于临床前，必须经过卫生部组织的安全性、有效性临床试验研究、论证及伦理审查。

第十六条 卫生部指定或者组建的机构、组织（以下简称技术审核机构）负责第三类医疗技术临床应用能力技术审核工作。

第二十一条 医疗机构开展第二类医疗技术或者第三类医疗技术前，应当向相应的技术审核机构申请医疗技术临床应用能力技术审核。

✼ 如何开展变性手术

变性手术属于卫生部规定的第三类医疗技术，医疗机构开展此类手术必须要经过卫生部组织的安全性、有效性临床试验研究、论证及伦理审查以及卫生部指定或者组建的机构、组织对第三类医疗技术临床应用能力技术审核工作。

1. 符合下列条件的医疗机构可以向技术审核机构提出医疗技术临床应用能力技术审核申请：

（1）该项医疗技术符合相应卫生行政部门的规划；

（2）有卫生行政部门批准的相应诊疗科目；

（3）有在本机构注册的、能够胜任该项医疗技术临床应用的主要专业技术人员；

（4）有与开展该项医疗技术相适应的设备、设施和其他辅助条件；

（5）该项医疗技术通过本机构医学伦理审查；

（6）完成相应的临床试验研究，有安全、有效的结果；

（7）近3年相关业务无不良记录；

（8）有与该项医疗技术相关的管理制度和质量保障措施；

（9）省级以上卫生行政部门规定的其他条件。

2．通过申请获得卫生部的同意开展变性手术的资质后，医院还要加强对变性手术的管理，如人员的管理，手术效果的管理。

3．手术前要获得医院伦理委员会的同意，征得患者及其家属的充分理解并同意，做好患者的心理辅导。

性病患者家属要求了解病情怎么办

✲ 因告知不当引起的纠纷

临床医生应当及时向患者或其家属介绍病情，但应注意告知的时间、地点和告知的对象，以免对患者造成不利的后果。特别是对于一些特殊疾病，处理不好会产生许多副作用，甚至纠纷。

患者李某，因外阴尖锐湿疣在某三家医院门诊进行激光治疗，李某丈夫向主管医师咨询患者的病情，主管医生张医师如实告知其病情，并告知说尖锐湿疣属于性传播疾病，主要是由不洁性生活导致。李某丈夫得知自己妻子的病情以及可能导致该病的原因后，以妻子背叛自己为由到法院起诉离婚。李某也以张医生泄露自己隐私为由向法院起诉该医院。张医生却感觉很委屈，如实告知患者及家属病情有错吗？妇产科门诊经常有该种病人，以后遇见类似问题该如何处理？

✲ 相关法律、法规

《中华人民共和国执业医师法》**第二十六条** 医师应当如实向患者或者其家属介绍病情，但应注意避免对患者产生不利后果。医师进行实验性临床医疗，应当经医院批准并征得患者本人或者其家属同意。

《医疗事故处理条例》**第十一条** 在医疗活动中，医疗机构及其医务人员应当将患者的病情、医疗措施、医疗风险等如实告知患者，及时解答其咨询；但是，应当避免对患者产生不利后果。

✻ 告知病情时应注意的问题

1. 掌握好告知病情的时间

患者经过各种检查，病情确诊之后，医生应当告知其诊断、进一步治疗的方法和病情的转归等情况。如经过一定时间的检查还是不能明确诊断，也应该告知其病情的复杂性，需要进一步检查的内容等等。特殊情况如病情变化等应当随时告知患者或家属。

2. 选择合适的告知地点

一般要在比较独立和安静的房间，向患者或家属告知病情，特别是一些特殊的病情，如恶性肿瘤，性病等等。这些特殊的病情要避免在诊室当着其他病人的面介绍，应回避无关人员，以免对患者产生不利的后果。

3. 告知患者还是家属要适当选择

一般的病情既可以告知患者本人，也可以告知患者家属。但一些特殊的疾病，如精神病、恶性肿瘤等，应避免直接告知患者本人，最好由患者签署委托人，委托其家属了解病情，以避免患者知道病情后增加心理压力，拒绝治疗造成不良后果。而另一些疾病，如性病等，最好直接告知患者本人，医生可以建议其及时告知自己的配偶，以免造成更多不良影响。

孕妇产前筛查、诊断与出生后不一致怎么办

孕妇产前未做唐氏筛查，结果分娩出21-三体综合征患儿，这类引发医疗纠纷的案例屡屡出现，临床医生如果没有按照《产前诊断与产前筛查工作规范》，应该诊断出来而没有诊断出来的先天性疾病，将会发生医疗纠纷，甚至赔偿。

患者陈某26岁，因停经40天自2006年起在某省级医院进行产前检查，整个孕期均按照医嘱进行保健检查，未发现胎儿有任何异常，2007年3月分娩一男婴，经诊断染色体核型为21-三体。回顾孕期的保健检查发现，曾做B超检查三次，但未做唐氏筛查及羊水穿刺细胞染色体检查。患者认为医生失职，没有建议其在孕中期进行必要唐氏筛查。医生认为，患者没有染色体异常家族史，既往没有不良孕产史，没有必要进行产前诊断高危因素。经鉴定医疗过程存在不足，医方赔偿患者精神损害抚慰金2万元。

✲ 相关法律、法规

卫生部《产前诊断技术管理办法》**第二条**　本管理办法中所称的产前诊断，是指对胎儿进行先天性缺陷和遗传性疾病的诊断，包括相应筛查。产前诊断技术项目包括遗传咨询、医学影像、生化免疫、细胞遗传和分子遗传等。

《母婴保健法》**第十七条**　经产前检查，医师发现或者怀疑胎

儿异常的，应当对孕妇进行产前诊断。

第十八条 经产前诊断，有下列情形之一的，医师应当向夫妻双方说明情况，并提出终止妊娠的医学意见：

（一）胎儿患严重遗传性疾病的；

（二）胎儿有严重缺陷的；

（三）因患严重疾病，继续妊娠可能危及孕妇生命安全或者严重危害孕妇健康的。

《母婴保健法实施办法》第二十条 孕妇有下列情形之一的，医师应当对其进行产前诊断：

（一）羊水过多或者过少的；

（二）胎儿发育异常或者胎儿有可疑畸形的；

（三）孕早期接触过可能导致胎儿先天缺陷的物质的；

（四）有遗传病家族史或者曾经分娩过先天性严重缺陷婴儿的；

（五）初产妇年龄超过35周岁的。

《北京市产前筛查技术管理办法》第十二条 开展产前筛查技术服务的医疗保健机构，应对每一位孕妇进行：

1. 产前咨询；

2. 对妊娠7～20周的孕妇进行血清生化免疫筛查；

3. 对孕中期的孕妇进行B超筛查；

4. 孕期保健和生育健康知识的普及；

5. 预防先天缺陷和遗传性疾病的健康教育。

✻ 产前筛查与产前诊断的选择

1. 履行产前筛查的风险告知

产前筛查技术是指通过简便、经济和较少创伤的检测方法，对胎儿进行先天性缺陷和遗传性疾病的筛查，目前，一般指母体血清学筛查。这一检查是为了最大限度减少产前有创检查，降低成本，提高效益，在进行确定诊断前，通过检测孕妇血液中的一些特异性指标，挑选出高危孕妇，然后对高危孕妇确诊。由于某些出生缺陷如唐氏综合征等没有明显的家族史，所以在临床上，我们建议每一位孕妇都进行血清产前筛查。

筛查结果一般分为“高风险”和“低风险”。“高风险”说明胎儿患唐氏综合征等疾病的可能性较大，但并不表示胎儿一定有病。需要做进一步的产前的诊断，如胎儿染色体检查或基因诊断。“低风险”说明胎儿患所筛查疾病的几率较小，但不能完全排除胎儿患病的可能性，仍然应该接受胎儿系统超声检查和常规产检。由于检测结果不完全确定，所以有些孕妇可能会拒绝此项检查，此时，医生不能强制孕妇进行检查，一定要在病历中将孕妇的意见记录清楚，必要时要求孕妇签字。

2. 产前诊断医生要注意哪些项目

产前诊断技术项目包括遗传咨询、医学影像、生化免疫、细胞遗传和分子遗传等。目前在临床实践中，产前诊断除上述检查外，还有羊水穿刺、脐带穿刺、胎儿镜检查等有创医疗方式。所以在检查前要依照法律法规的要求，严格掌握适应证，要向孕妇认真交待检查的目的、意义、风险、应对风险的办法等，并签署知情同意书。

3．应当检查出的致命性胎儿畸形

无脑儿、严重脑脊髓膨出、严重脑积水、严重开放性脊柱裂、严重腹壁缺损及内脏外翻、单腔心、致命性软骨发育不良及成骨不全。

4．产前诊断机构应达到诊断率的技术要求

无脑儿 98%、脑脊髓膨出 85%、脑积水 90%、脊柱裂 85%、腹裂或脐膨出 80%、双胎连体 80%、消化道梗阻（食管闭锁、小肠闭锁）80%、肾发育不良或多囊肾 80%、严重的先天性心脏异常（单腔心等）40%、严重四肢短小（致死性软骨发育不全、成骨不全）50%。（摘自：北京市产前诊断与产前筛查工作规范）

人工流产不全导致的风险怎么办

✲ 人流不全隐藏风险

人工流产术是妇产科医生最常规的治疗，也是妇产科医生必须掌握的技术，通常在门诊即可实施。人流不全是人工流产术中最常见的并发症，医生往往认为，并发症不可避免，即使发生，医生也不负责任。那么医生真的不负责任吗?

某女，34岁，停经58天，诊断宫内孕8周孕3产1，门诊检查，无手术禁忌证，因属计划外妊娠拟行人工流产术。手术顺利，术中探宫腔深度10.5cm，6号吸管吸宫2周，核查见绒毛及蜕膜组织，术中出血不多，受术者无不适，当日返家，嘱不适随诊、一月门诊复查。术后7天，受术者夜间因阴道出血多，急诊就诊，B超检查见宫腔有不均质回声团，接诊医生考虑人流不全，即刻在输液、预防感染的同时行急诊刮宫术，术中刮出组织送病理检查见绒毛组织，诊断明确。术后受术者以增加其痛苦及身体伤害为由，要求医院赔偿。经报医疗纠纷专业调解机构认定责任，医院支付2200元赔偿。

人流不全：指人工流产术后有部分胚胎或绒毛组织残留宫腔，引起持续性阴道出血或大出血；有时伴发热及下腹疼痛，应用抗生素及宫缩剂无效；盆腔检查时发现子宫复旧不良，有时宫口较松；血HCG术后3周仍未下降至正常水平。

发生原因：①术前未发现人流不全高危因素，如子宫畸形、宫角妊娠、子宫肌瘤合并妊娠、近期有多次人流史、剖宫产术后半年内妊娠、子宫倾曲明显等；②临床医生不重视计划生育手术基本操作的训练，导致手术操作不规范、不熟练；③对术中可能发生的情况估计不足，技术操作不细致、对受术者未讲清，使术中不合作易发生；④术中发现异常未引起足够重视。

✻ 相关法律、法规

《北京市计划生育技术服务规范》**第九节** 人工流产负压吸宫术［操作步骤］…… 7. 吸管的选择：应根据妊娠天数、宫腔长度及宫颈口情况选择适当号的吸管，一般宫腔12cm以下用6~7号管，12cm以上用7~8号管。…… 9. 负压吸宫（4）迅速找到胎囊（前位子宫胎囊多附着于前壁，后位子宫胎囊多附着于后壁）；当胚胎组织吸出时，吸管有物流向皮管的震动感，然后吸引宫腔四壁，一般吸引2次，每次吸引时间不宜超过1分钟，避免多次进出，以免引起感染。（6）注意两侧宫角处，不可遗漏；（7）用刮匙轻刮宫角及宫底，检查是否已吸干净，再次测量宫腔深度。10.（1）吸出物用筛网过滤后检查绒毛及胚胎是否完整，与孕周是否相符，测量出血量。［术后处理］3. 告知受术者术后注意事项（5）术后阴道多量出血、腹痛、发热随时就诊。术后14天仍有阴道出血，应进一步检查治疗。一个月后随诊一次。

《计划生育技术服务管理条例》**第三条** 公民享有避孕方法的知情选择权。在计划生育技术服务的各项手术前必须详细讲解手术有关事项，征得受术人同意并签字后方可实行。

✻ 人流不全的防范及处理

1．医务人员应提高自身素质，要不断自我完善，加强业务学习，提高业务技能，苦练基本功。要熟练掌握基本操作技术，术中必须规范操作，不能省略步骤，心存侥幸。

2．加强医患沟通，术前认真详尽了解病史、仔细查体了解子宫位置形态、配合B超等辅助检查，筛查高危受术者。对高危妊娠者，接诊医生在病历上注明高危标记，由有经验的高年资医师承担。

3．必须履行告知义务，让病人知情同意，尊重病人的知情同意权，全面、通俗、精确、真实地告知病人及其家属病情、手术方式、手术的难度、术中风险、术后可能发生的并发症、治疗措施、预后等，取得病人与家属的理解，预防医疗纠纷的发生。

4．手术中发现异常，手术医师应立即寻找原因，对操作困难的，应及时更换上级医师或科主任完成手术，确保手术质量。对于子宫倾曲明显、子宫畸形、宫角妊娠等困难手术，可在B超监测下手术。

5．手术记录必须及时严谨，应准确、客观、如实地记录术中情况，上级医师意见。术后请受术者留院观察，无异常方可离院。并交代术后注意事项（写在门诊病历中），嘱其阴道出血多、腹痛、发热随诊和定时复查。

6．一旦确诊人流不全，就要在抗感染的前提下行刮宫术，术后将刮出物送病理检查，以明确诊断；对于发生大出血的急诊患者，应立即在静脉补液抗炎的同时行刮宫术；术后继续应用抗生素治疗。

家属要求更改新生儿姓氏怎么办

近年来，由于新生儿姓名更改导致新生儿父母在医疗机构和派出所之间奔波的案例为数不少。父母双方信息资料均与原接生机构出生医学记录不一致的，不予换发。而新生儿姓名更改不是《出生医学证明》无效，而是随着时间变化而发生的信息变更，不能也没必须换发《出生医学证明》，完全可能通过户籍管理的“曾用名”解决。新生儿因姓氏不对导致不能申报户口，案例牵涉到医院时，我们临床医生怎样对待此类事情。

更改姓氏的麻烦案例

由于历史原因，程先生未随父姓。今年5月份，程先生的孩子出世了，程先生觉得孩子应该随自己生父的姓氏，家里人也觉得如果能让孩子改回原姓也算是“认祖归宗”，合乎情理。为此，程先生还查阅了相关的法律法规。孩子出生后，出生医学证明上他用亲生父亲的姓给孩子取了名字，当时医院和所在街道曾提醒程先生这样做孩子落户时可能有麻烦，但在程先生的坚持下他们也没有阻拦。可当程先生要给孩子落户口的时候，问题来了。他所在辖区派出所民警表示，因为孩子未随父母的姓，出生医学证明不符合规定，因此无法办理落户手续。因为对这种说法有疑义，程先生又咨询了户籍管理部门，工作人员说，孩子必须要随父亲或者母亲的姓，对此公安部有文件规定，如果孩子想改姓，也只能等孩子的父母改后，才能随着更改。因为无法落户，孩子打预防针、办保险等也都受到影响。

姓名不改可以，但是户口必须落下。为了不让孩子成为“黑户”，程先生只好回到医院准备把孩子出生医学证明上的姓给改回来，然后再去落户。不想医院表示根据规定，出生医学证明也不能随便更改，如果户籍管理部门不给落户就要开具证明材料，有了这份证明医院才能更改出生证明。但户籍管理部门的证明也不是想开就开，经过多方协调，最后医院方面特事特办，同意给孩子更改出生医学证明，在孩子原来3个字的姓名前再加上一个“程”字，使孩子的姓名变成了少见的4个字。姓氏随父亲了，孩子户口的问题终于得到解决。

✽ 相关法律、法规

《母婴保健法》**第二十三条**　医疗保健机构和从事家庭接生的人员按照国务院卫生行政部门的规定，出具统一制发的新生儿出生医学证明；有产妇和婴儿死亡及新生儿出生缺陷情况的应当向卫生行政部门报告。

《婚姻法》**第二十二条**　子女可以随父姓，可以随母姓。

✽ 医生开具出生医学证明的注意事项

1. 如何签发出生医学证明

《出生医学证明》能够证明在中华人民共和国和国境内出生人口出生时的健康及自然状况；证明人口的血亲关系；作为新生儿获

得国籍的医学依据；作为户籍登记机关进行出生人口登记的医学依据。

目前为严格执行谁接生谁负责签发《出生医学证明》的制度，在依法开展助产技术服务的医疗保健机构出生的新生婴儿，由出生所在的医疗保健机构直接免费签发《出生医学证明》。在医疗保健机构外出生（包括法定家庭接生员接生、途中出生以及由未获准开展助产技术的机构或个人接生）的新生婴儿，由出生地县级卫生行政部门（或县级妇幼保健机构）签发《出生医学证明》，由于《出生医学证明》上要写明新生儿姓名，在签发之前，要让新生儿父母起好新生儿的名字，一般来说，新生婴儿父母或监护人在出院前提交《出生医学证明申领表》及其本人的有效身份证件，医疗机构核准内容后依据申领表为新生儿出具《出生医学证明》。

2.《出生医学证明》补发与换发

《出生医学证明》在签发后损毁、遗失的可以申请补发。由新生儿父母向原签发的机构申请，医疗机构审核新生婴儿父母《居民身份证》、双方《居民户口簿》原件及复印件。（未办理户籍登记前丢失《出生医学证明》的，应提供夫妻双方所在地户籍登记机关关于该子女未落户的证明）。

作为“人生第一证”，出生医学证明不能随便更改。出生医学证明上记录了包括新生儿的出生时间、身长、体重、姓名以及父母的姓名、身份证号等信息，都是根据实际情况填写的。

《出生医学证明》签发后发现信息有误或涂改等原因导致无效的，可以申请换发。因签发单位责任导致原《出生医学证明》无效的，由签发单位收回原件换发。因新生婴儿父母或监护人责任导致原《出生医学证明》无效的，应向原签发单位申请换发，并出具下列材料：出生医学证明换发申请表；新生婴儿父母或监护人双方的《居民身份证》原件及复印件；无效的《出生医学证明》原件。

3. 院外分娩办理出生医学证明

在医疗保健机构外出生（包括法定家庭接生员接生、途中出生以及由未获准开展助产技术的机构或个人接生）的新生婴儿，由出生地县级卫生行政部门（或县级妇幼保健机构）签发《出生医学证明》新生婴儿父母应出具下列证明材料：亲子关系声明；新生婴儿父母任何一方户籍所在地或现居住地的村（居）委会或单位出具的亲子关系证明；亲子关系的旁证材料，包括父母与子女的三方亲子鉴定证明或《居民户口簿》或在设有家庭接生员的边远地区，本村家庭接生员出具的《接生证明》和该接生人员的《家庭接生员技术考核合格证书》复印件；新生儿父母户口与身份证原件及复印件。

对妇科异位妊娠的风险怎么办

✻ 异位妊娠，女性的“杀手”

异位妊娠是指受精卵种植在子宫腔以外的部位妊娠，又称宫外孕。近年来我国异位妊娠的发病率呈上升趋势，由于诊疗技术的发展，如高敏感度的放射免疫测定 β-HCG 及阴道超声的应用，异位妊娠往往被早期诊断，及时得到治疗。但也有一些异位妊娠由于症状不典型、变化多，导致误诊，引起严重并发症，甚至死亡，引发医疗纠纷。

患者女、28 岁，已婚，已生育，平素使用安全套避孕，现停经 40 天，出现少量阴道出血来就诊，医生为其化验尿 β-HCG（+），做 B 超检查发现宫内有一个不规则低回声区，诊断“早孕”，完善其他化验检查。第二天行人工流产术，手术顺利，术中出血不多，术中检查吸出物似见绒毛样组织，开具促进子宫收缩药及抗生素等药物，告知术后注意事项，患者返回。一周后，患者因为下腹不适复诊，做 B 超检查未见明显异常，医生考虑盆腔感染不除外，开具治疗盆腔炎类药物治疗返回。2 天后夜间患者因腹痛难忍伴晕厥一次，到另一家医院就诊，诊断“宫外孕、失血性休克”，急诊行开腹探查术，术中见腹腔内出血 2000 余毫升，输卵管妊娠破裂，予切除患侧输卵管、输血、抗炎等治疗，十天后出院来到首诊医院，投诉医生误诊，要求赔偿。后医患双方共同协商，赔偿患者 1 万余元。

异位妊娠误诊原因：①主要病史询问不详细。尤其首次就诊于内、外科的病人，往往医生只注意本科的症状、体征，如腹痛、恶心、呕吐等，不询问患者的月经史，误诊为胃肠炎、阑尾炎等。②对没有明显停经史，但有少量阴道出血的患者，不注意询问既往的月经周期，避孕措施，不做β-HCG 检测，即诊断为月经失调，给予调经治疗。③对有下腹痛，没有明显阴道出血的患者，未做详细的查体及鉴别诊断，即诊断盆腔炎、附件炎，给予抗感染治疗。④对人工流产术中吸出物不做认真检查，对未见绒毛或可疑绒毛的患者的吸出物不送病理检查，术后亦不随访。⑤对人工流产术后的腹痛、阴道出血，往往不做查体，误认为人工流产术后的常见现象，开些促进子宫收缩药、抗生素对症。错过了最佳治疗时机，导致患者输卵管妊娠破裂大出血、失血性休克的不良后果。

✲ 相关法律、法规

《北京市计划生育技术服务规范》**第一部分第九节** 人工流产负压吸宫术［操作步骤］（1）吸出物用筛网过滤后检查绒毛及胚胎是否完整，与孕周是否相符，测量出血量……（3）如吸出物过少，肉眼未找到绒毛组织，应立即复查子宫及尿、血 HCG 测定机 B 超检查，并将吸出物送病理，如无病理检查条件，转送有病理检查条件医院，告诉病人腹痛随诊及一周返诊，如未随诊应追访，警惕异位妊娠。

✲ 如何防范异位妊娠风险

1．接诊医生必须认真详细询问患者的月经史、避孕史、妇科疾病史、手术史等，了解有无发生异位妊娠的危险因素。发生异位妊娠的高危因素：既往输卵管手术、绝育术、既往异位妊娠史、IUD 应用、输卵管病理；中危因素：不孕史、生殖道感染、多个性伴侣；低危因素：盆腔腹部手术史、吸烟、阴道冲洗、早年性交（<18岁）。

2. 接诊医生必须详细询问患者有无停经、阴道出血、下腹不适等临床症状，是否有其他伴随症状。只要有性生活的有生殖能力的女性出现腹痛，首先要想到异位妊娠的可能。

3. 认真仔细查体，了解子宫大小、软硬度、宫颈有无举痛、附件有无包块、压痛等。注意有阴道出血的患者，不要忽略妇科检查。

4. 辅助检查：动态监测血 HCG，如其低于相应孕周血 HCG 水平，可协助早期诊断异位妊娠；如其 <100u/l，则很少发生输卵管妊娠破裂。血黄体酮 <15. 9nmol/l，是胚泡活性不好的征象，可协助早期诊断。阴道 B 超是异位妊娠早期诊断的重要检查手段，当血 HCG 在 1800~3500u/l，阴道 B 超可见到妊娠囊、卵黄囊，否则要高度怀疑宫外孕。诊断性刮宫，刮出物送病理检查，能协助确定有无宫内孕。后穹隆穿刺，如抽出不凝血可协助诊断有无腹腔内出血。

5. 特殊情况：对于症状不典型、人流术中未见到与孕周相符的绒毛组织、人流术后又出现腹痛，不除外异位妊娠的患者，必须住院观察，直至明确诊断，无异常方可离院。如患者执意不肯，必须将疾病风险告知，书面签字，留下联系方式便于追访，告知一旦出现异常症状及时返诊。必要时行腹腔镜探查术。

产前超声检查与出生后不一致怎么办

近年来媒体不断报道此类案例，医疗机构在产前超声检查没有对孕妇诊断出来一些先天性疾病，如胎儿唇裂、胎儿手臂缺如等先天畸形，一旦家属发现有问题就会质问医生，为什么没有给我们诊断出来，继而发生医疗纠纷。那么，我们临床应该怎样对待和处理产前超声检查。

✲ 新生儿畸形未能在产前诊断导致的诉讼

李某孕期在某市三级院进行产前检查，医院按照诊疗常规行血液筛查未见异常，曾于孕22周、30周、36周分别做胎儿B超检查未发现异常。新生儿娩出后查体发现，四肢活动好，腰骶部见6×7厘米肿块，皮肤色泽正常，患儿皮肤完整。行脊柱正侧位片及CT检查示：腰椎棘突水平可见异常增大的骨块影，不规则，有肌肉及其他软组织相连，形成肿块，腰椎板不连，椎管开大，邻近脊髓轻度受压。两个月后在儿童医院核磁检查结果为：脊膜脂肪膨出、脊髓栓系、脊髓背侧脂肪瘤、椎板裂、腰椎背侧不规则异常骨块与髂骨相连。经手术治疗后痊愈，术后诊断为脊髓脂肪瘤。病理诊断结果：符合脂肪瘤型脊膜膨出、局部见粗大神经纤维丛。产妇及其家属认为新生儿疾病为先天性，应在产前予以诊断，医院没有在产前明确诊断，存在医疗过错，诉至法院，要求赔偿。

✲ 相关法律、法规

《产前诊断技术管理办法》**附件六《超声产前诊断技术规范》第二条管理:**

1. 对胎儿有可疑发育异常者，必须进行全面的超声检查，并做必要的记录。

2. 严禁非医疗目的进行胎儿性别鉴定。

3. 未取得产前诊断技术服务资格的医疗保健机构在进行常规产前超声检查时，发现可疑病例，应出具超声报告，同时必须将可疑病例转诊至开展产前诊断技术的医疗保健机构。

第三条 超声产前诊断应诊断的严重畸形：根据目前超声技术水平，妊娠16周～24周超声产前诊断应诊断的严重畸形形包括无脑儿、脑膨出、开放性脊柱裂、胸腹壁缺损内脏外翻、单腔心、致命性软骨发育不全等。

第四条第4款规定 对无结构异常的腔室容积改变，需随访后再做诊断。

《母婴保健法》**第三十二条** 医疗保健机构依照本法规定开展婚前医学检查、遗传病诊断、产前诊断以及施行结扎手术和终止妊娠手术的，必须符合国务院卫生行政部门规定的条件和技术标准，并经县级以上地方人民政府卫生行政部门许可。严禁采用技术手段对胎儿进行性别鉴定，但医学上确有需要的除外。

✲ 怎样应对此类问题

1. 孕期应按规定做超声检查

因需要对胎儿生长发育情况进行监测，孕期可能多次做超声检查，尤其是在孕晚期。在这些检查中，妊娠20周～24周进行的常规超声检查最为关键，主要内容应包括：胎儿生长评估和胎儿体表及内脏结构发育的检查。具体操作步骤应按医院超声检查的诊疗常规进行。此时如发现胎儿异常，应立即建议孕妇转诊到经许可开展产前诊断技术的医疗保健机构进行进一步检查诊断。

对存在胎儿畸形高危因素的孕妇，应进行早期妊娠超声检查。

2. 产前超声检查应告知孕妇哪些问题

超声检查不是有创检查，不是法律规定必须征得患者同意的检查项目。由于检查结果存在一定的不确定性，对受检者来说，存在一定风险，所以在做超声检查前，产科医生应将检查目的、检查的局限性、检查结果存在一定不确定性等情况详细告知孕妇，使孕妇在检查前就知道产前超声检查不是万能的，胎儿在子宫内又不停的活动，超声检查不能对胎儿的疾病进行百分之百的诊断。另外对提出进行胎儿性别鉴定者，要判断是否为医学需要，确因医学需要进行胎儿性别鉴定的孕妇，建议期到卫生行政部门指定的医疗机构进行鉴定，非医学需要的性别鉴定要坚决拒绝。

3. 产科医生应如何解释超声报告

由于超声检查技术的局限性，以及胎儿生长发育的客观规律，有些疾病在产前的超声检查时不能准确诊断。国外研究发现胎儿有不自觉的自我保护动作，经常会遮挡发育异常部位，以至个别孕妇反复更换体位、反复检查，仍有些胎儿部分存在遮挡，无法显示清楚。

产科医生应当仔细核对超声报告的数据，判断胎儿生长发育的情况，如实向孕妇解释。对于报告中显示不正常的部分，不管是生长发育的情况还是结构上的畸形，均要分析原因，予以临床诊断，并提出下一步的处理建议；对于报告中提到不能显示的部分，要告知孕妇下次复查；另外要告知孕妇一些细微的畸形和部分没有身体结构变化的疾病是不能通过超声检查诊断的，比如眼耳异常肢体关节曲度和手指脚趾异常等。

产科正常分娩签署知情同意书怎么办

"正常分娩不需要签署知情同意书"，这是一家妇产科医生在发生了产妇医疗纠纷后说的一句话，我们很为这位医生如此淡薄的安全意识而担忧，这样的想法也颇有一点代表性，一些医生认为：正常分娩不是病人，所以没有必要签署知情同意书。那么我们不禁要问？正常分娩过程中会不会大出血、会不会羊水栓塞、会不会新生儿产伤……，这些常见的并发症从正常分娩到突然发生异常有没有严格的界限，发生了是不是并发症，那么在当今医患关系紧张，告知是医生的法定义务的时候，你还那样的麻痹，实在令人担忧！

✲ 新生儿锁骨骨折案例

产妇张某，女，32岁，2005年10月因"孕2产0孕40周，胎膜早破"急诊就诊，当日收入院。孕期平顺，骨盆测量正常，胎儿估计3500克，可阴道分娩。宫口开全后，胎儿左枕后位，手转胎头至左枕前位，其后产程进展顺利，新生儿娩出后无窒息。产妇会阴伤口愈合良好，4天后如期出院。新生儿出生后，儿科医生查体过程中发现患儿可疑右侧锁骨骨折，经拍X线片确诊为新生儿右侧锁骨骨折。产妇及家属认为医院在其产前从未告知过自然分娩过程会有新生儿骨折的可能，以新生儿身体受到伤害为由诉至法院，要求赔偿。并提出，"如果医生曾告知'正常产'也有可能导致新生儿受到伤害，产妇及家属就绝不会选择自己生了”。

✼ 相关法律、法规

《医疗机构管理条例实施细则》**第六十二条** 医疗机构应当尊重患者对自己的病情、诊断、治疗的知情权利。在实施手术、特殊检查、特殊治疗时，应当向患者作必要的解释。因实施保护性医疗措施不宜向患者说明情况的，应当将有关情况通知患者家属。

第八十八条 特殊检查、特殊治疗：是指具有下列情形之一的诊断、治疗活动：

（一）有一定危险性，可能产生不良后果的检查和治疗；

（二）由于患者体质特殊或者病情危重，可能对患者产生不良后果和危险的检查和治疗；

（三）临床试验性检查和治疗；

（四）收费可能对患者造成较大经济负担的检查和治疗。

✼ 正常分娩需要签署知情同意书

1. 消除“生理产科”不需要签署知情同意书的错误概念

正常分娩为什么要签“知情同意书”？孕产期是女性人生中的一段特殊生理时期，没有任何并发症、合发症的正常孕产妇不是病人，只是一类特殊生理期的正常人群。所以一大部分产科的门诊与住院患者并不是真正的“病人”，这部分工作在临床分类中称为“生理产科”。

由于所谓“正常”生理产科的医疗行为包括诸多风险和并发症，产妇对分娩有知情和选择的权利，所以医务人员应当对其情况予以告知。

2. 正常分娩蕴藏着极大的风险

首先，产科病情变化较快，尤其是胎盘早剥、羊水栓塞等危险情况的出现常常没有预兆，突然发生，这些情况需要向孕妇及家属告知；其次，正常分娩在临床中称为“试产”，在“试产”过程中，由于产妇及胎儿身体情况的变化需要立即改行手术助产或剖宫产，再次，生理产科也包含了一些有创的操作，比如会阴侧切等，这些可能发生的情况一定要提前向孕妇告知；最后，正常分娩也有可能出现新生儿产伤，所以正常分娩前也应该向孕妇告知病情、分娩过程中的风险及医生应对风险的办法。

3. 产科知情同意书的主要内容

“产科知情同意书”的内容除一般项目、医生签字等格式项目外，主要的告知内容应包括：①产妇目前的诊断，也就是产妇的病情；②在待产及产程中可能发生的病情变化及其可能导致的不良后果；③正常分娩时新生儿可能受到的伤害及其后果；④医务人员对孕妇的病情变化可能采取的应对措施等。

超声检查孕妇要求告知胎儿性别怎么办

✲ 医生，我怀的是男孩还是女孩？

出生人口性别比例是当前我国人口发展领域和计划生育工作中存在的一个突出问题。近年来，我国出生人口性别比一直呈升高趋势，有的地方男女性别比甚至达到140∶100。随着科学的发展和优生工作的需要，可以通过绒毛、羊水、脐血、孕妇血检查和B超检查等方法对胎儿性别进行鉴定，为诊断伴性遗传病提供了科学依据。但是，有些人仍有着重男轻女的思想，千方百计想提前知道胎儿性别，超声科医生在工作中经常会遇到这样的问题，该怎样回答呢？

✲ 相关法律、法规

《关于禁止非医学需要的胎儿性别鉴定和选择性别的人工终止妊娠的规定》**第三条** 禁止非医学需要的胎儿性别鉴定和选择性别的人工终止妊娠。未经卫生行政部门或计划生育行政部门批准，任何机构和个人不得开展胎儿性别鉴定和人工终止妊娠手术。法律法规另有规定的除外。**第六条** 实施医学需要的胎儿性别鉴定，应当由实施机构三人以上的专家组集体审核。经诊断，确需终止妊娠的，由实施机构为其出具医学诊断结果，并通报县级人民政府计划生育行政部门。**第十七条** 医疗保健机构和计划生育技术服务机构的工作人员非法为他人进行胎儿性别鉴定或选择性别的终止妊娠手术的，由卫生行政部门或计划生育行政部门，根据《中华人民共和国人口与计划生育法》、《中华人民共和国母婴保健法》、《中华人民共和国母婴保健法实施办法》和《计划生育技术服务管理条例》等有关法律法规的规定，予以处理，构成犯罪的，依法追究其刑事责任。

《母婴保健法》**第三十七条** 从事母婴保健工作的人员，出具有关虚假医学证明或者进行胎儿性别鉴定的，由医疗保健机构或行政部门根据情节给予行政处分，情节严重者，依法取消执业资格。

✻ 正确的处理方法

任意利用医疗技术进行胎儿性别鉴定，不但违背医德，而且使一些鉴定为男性胎儿的经产妇千方百计地再次生育，致使大量女性胎儿被人工流产，造成男女比例失调，严重干扰、破坏了我国计划生育政策，是不允许的。而临床为了优生，可以对伴性遗传病进行性别鉴定，但必须具备下列条件：

1. 进行鉴定的医疗机构必须是经过相关卫生行政部门或计划生育行政部门批准。

2. 具有鉴定资格的医疗机构必须加强对胎儿性别鉴定的管理，成立专家组，实施医学需要的胎儿性别鉴定，应当由专家组集体审核。

3. 超声科医生收到专家组的同意鉴定意见后，方可进行胎儿性别鉴定。

4. 不具备以上条件，超声科医生在任何时间、任何条件下都不能做胎儿性别鉴定。所以，超声科医生千万不要以一时的感情冲动，做出了不该做的事情，甚至会产生严重影响职业生涯的不良记录。

要求做处女膜是否完整的诊断证明怎么办

✻ 处女膜破裂的原因很多

处女膜位于阴道口，是一层很薄的膜状组织，在外力的冲击下，很容易破裂，造成处女膜破裂的原因很多，主要有以下几种原因。首次性交，这是最常见的处女膜破裂的原因；意外事件，由于处女膜比较脆弱，很多意外事件都会造成处女膜破裂，比如女性在参加跳高、骑马、体操、武术等剧烈运动时，往往会造成处女膜破裂；清洗外阴不当，很多女性在清洗外阴或者使用内置卫生棉条时，使用不当，也会造成处女膜破裂；其他一些原因，例如，繁重的体力劳动、错误的阴道用药等都会造成处女膜破裂；有时，在妇科检查时，医生操作失误也会造成处女膜破裂；有些女性在幼年时无知，将硬物塞入阴道也会导致处女膜破裂。

妇科医生在临床工作中有时会遇到患者要求做处女膜是否完整的鉴定，并要求医生出具相关的证明，处女膜的鉴定大多涉及司法问题，这种诊断证明不同于一般的疾病诊断证明，临床应该谨慎。

✻ 相关法律、法规

《医疗机构管理条例》**第三十二条**　未经医师（士）亲自诊查病人，医疗机构不得出具疾病诊断书、健康证明或者死亡证明书等证明文件；未经医师（士）、助产人员亲自接产，医疗机构不得出具出生证明书或者死产报告书。第四十九条违反本条例第三十二条规定，出具虚假证明文件的，由县级以上人民政府卫生行政部门予以警告；对造成危害后果的，可以处以1000元以下的罚款；对直接责任人员由所在单位或者上级机关给予行政处分。

《医疗机构管理条例实施细则》**第八十二条**　出具虚假证明文件，情节轻微的，给予警告，并可处以五百元以下的罚款；有下列情形之一的，处以五百元以上一千元以下的罚款：

（一）出具虚假证明文件造成延误诊治的；

（二）出具虚假证明文件给患者精神造成伤害的；

（三）造成其它危害后果的。

对直接责任人员由所在单位或者上级机关给予行政处分。

✻ 要求做处女膜是否完整的诊断怎么办

1. 凡涉及司法办案需要，应接到公检法机关等司法机关的介绍信或委托书，方可进行鉴定并出具诊断证明书。

2. 遇到这种情况应当及时请示本院医务部门，了解本院是否具有这种检查和出具诊断证明的资质。

3. 医院医务部门应当指定临床经验丰富的医生接诊，最好应有两名医师共同检查。

4. 医生应检查处女膜是否完整，是否有出血、瘢痕等情况。

5. 诊断证明书必须由检查医师签字，再由医院医务部门审核盖章后生效。出具诊断证明书的医生应对所做出的诊断负法律责任。

6. 开出诊断证明书时，应当在门诊病历本上写明病情及诊断证明的内容，以备以后核查。

护士交接班环节易出现差错怎么办

✲ 交接班环节容易出现的差错

交接班是护士通过执行规范的交接手续，把值班时间内病区的情况及患者的动态变化传递给下一班，那么最容易出现的差错环节是什么？特殊医嘱漏执行，未及时做术前准备延误手术时间；未交接正在静脉输液的病人；未认真交接各种管道情况，导致病人引流管、导管的堵塞、脱落；对重危、大手术病人未进行床旁交接班；病危抢救时器械准备不齐全；药物交接不清，导致用药颠倒的差错；未交接病人动态，病人离院未发现、未做记录，在院外发生意外（交通事故、自杀、病情恶化、猝死）后不知道等。

✲ 相关法律、法规

《护士条例》**第十六条**　护士执业，应当遵守法律、法规、规章和诊疗技术规范的规定。

第二十六条　医疗卫生机构应当建立护士岗位责任制并进行监督检查。护士因不履行职责或者违反职业道德受到投诉的，其所在医疗卫生机构应当进行调查。经查证属实的，医疗卫生机构应当对护士做出处理，并将调查处理情况告知投诉人。

第三十一条　护士在执业活动中有下列情形之一的，由县级以上地方人民政府卫生主管部门依据职责分工责令改正，给予警告；情节严重的，暂停其6个月以上1年以下执业活动，直至由原发证部门吊销其护士执业证书：

（一）发现患者病情危急未立即通知医师的；

（二）发现医嘱违反法律、法规、规章或者诊疗技术规范的规定，未依照本条例第十七条的规定提出或者报告的；

（三）泄露患者隐私的；

（四）发生自然灾害、公共卫生事件等严重威胁公众生命健康的突发事件，不服从安排参加医疗救护的。

护士在执业活动中造成医疗事故的，依照医疗事故处理的有关规定承担法律责任。

✻ 怎样避免在交接班环节中差错

1. 各医院根据本院护理模式修订完善交接班制度，严格执行交接班制度。每班必须按时交接班，接班者提前到病房，在接班者未接清楚之前，交班者不得离开岗位。护士长要时刻注意薄弱环节的发现，针对环节缺陷采取有效修复措施。

2. 值班者必须在交接前完成本班的各项工作，有特殊情况应详细交代，与接班者共同做好交接班方可离去。白班应为夜班做好物品准备，以便于夜班工作。交班中发现患者病情、治疗及护理、器械物品等不符时，应立即查问。接班时间发现问题，应由交班者负责。

3. 一旦发现特殊医嘱漏执行，如病人引流管、导管堵塞、脱落等风险，护士应及时报告，按相关流程处置。对于病人液体渗漏等情况，护士应及时采取补救措施，并做好缺陷记录。

4．对抢救器械、设备准备不齐全、不能正常使用时，要积极采取其他替代设备，并采取紧急补救措施，并立即上报，做好记录。

5．如果病人离院未做任何记录在院外发生意外，应立即联系病人或家属，联系不上时立即报警，并组织人员及时查找等，并做好记录。

生命之托的“三查八对”护士怎么办

✽ 查对不严导致患者死亡

护士违反操作常规而造成的医疗事故，都是没有严格执行“三查八对”制度，违反操作规范导致的。一时的疏忽代价可能就是一条鲜活的生命。

刘某因胃溃疡大出血并失血休克入院治疗，其病室住另一位结肠癌患者黄某。刘某血型为B型，黄某血型为0型。住院第二天，两人因病情治疗均需要输血200ml，护士李某带实习护士林某进行输血操作。经核对患者的姓名、床号、血型后，正待给刘某输血时，突然有人叫护士李某接长途电话，李某即放下工作吩咐林某执行操作。李某接完电话后，见两名患者均已输上血，就与林某一起离开病室。

约20分钟后，患者黄某突感全身发冷，大汗淋漓，医生赶到后考虑输血反应即停止输血。25分钟后刘某也开始出现畏寒、全身荨麻疹等症状，也考虑为输血反应，即停止输血。

经核对两名患者的输血袋时，惊奇发现实习护士将两位患者的血相反输入。结果，黄某病情进一步恶化，终因抢救无效而死亡。

✽ 相关法律、法规

《医疗事故处理条例》**第五条** 医疗机构及其医务人员在医疗

活动中，必须严格遵守医疗卫生管理法律、行政法规、部门规章和诊疗护理规范、常规，恪守医疗服务职业道德

《医院工作制度》**二十八、查对制度**

（一）临床科室

1. 开医嘱、处方或进行治疗时，应查对病员姓名、性别、床号、住院号（门诊号）。

2. 执行医嘱时要进行“三查八对”：摆药后查；服药、注射、处置前查；服药、注射处置后查。对床号、姓名和服用药的药名、剂量、浓度、时间、用法，有效期。

3. 清点药品时和使用药品前，要检查质量、标签、失效期和批号，如不符合要求，不得使用。

4. 给药前，注意询问有无过敏史；使用毒、麻、限剧药时要经过反复核对；静脉给药要注意有无变质，瓶口有无松动、裂缝；给多种药物时，要注意配伍禁忌。

5. 输血前，需经两人查对，无误后，方可输入；输血时须注意观察，保证安全。

✻“三查八对”制度如何落实

1. 培养“慎独”精神

所谓慎独，一般认为是指独处无人注意时，自己的行为也要谨慎不苟。慎独精神具有中华民族传统的道德修养方法与道德修养所追求的崇高境界。执业护士就是在无人监督的独自工作也要一丝不苟，做到问心无愧。“三查八对”制度不是停留在口头上会说会背，

而是要把它落实在实际工作中，养成一种严谨的科学态度，对每一个步骤要刻意逐项核查，每一件医疗操作都要谨慎独立完成，养成一种良好的习惯，把错误 = 病人的生命，成为每一个护士头上悬挂的利剑。

2．护士长管理和监督检查

任何规章制度建立的目的都是要认真执行落实，作为管理者的护士长在日常工作中要加强检查和监督管理，一旦发现有不认真落实的倾向就要立即询问、分析原因、批评指正，设立警示台，要求全体护士引以为戒，每天对重要岗位和薄弱环节都要进行检查和督导。

3．“三查八对”座右铭

“三查八对”制度上墙展示要经常变化，不断转换形式提示护士，也可以在计算机上设立警示标志，克服护士长期机械的工作产生的倦怠感，把呆板的规定制度，通过赋予新颖的内涵，真正起到提示护士在日常工作中的作用。

4．尊重并与患者合作

护士在工作中应该特别注意病人提出的疑问，不要嫌病人事多，轻易打发走，对他们提出的疑问应仔细核对，认真解答，护理治疗需要患者配合，监督治疗也是患者的权利。要向病人进行卫生知识宣教和告知，让病人了解自己所患疾病和采取的治疗措施，病人在获得知情权的同时也可以配合治疗，有疑问也便于及时核对，避免把错误的治疗落实到病人身上。

对能导致休克的过敏药皮试怎么办

✻ 目前哪些药使用时必须做过敏性皮肤试验

按照《新编药物学》第16版的要求，目前必须做过敏试验的八种（类）药是：青霉素类、链霉素、头孢类、破伤风抗毒素、普鲁卡因、细胞色素C、有机碘造影剂，门冬酰胺酶。随着新药不断出现和医疗规范的要求，还会有一些药物被列入做皮试的范围。因药物过敏导致的死亡临床屡见不鲜，也成了许多医疗机构的纠纷事件，这类风险是属于可预见，但对一些特殊体质的患者是不易防范的，按照规范皮试操作仍出现过敏性休克的情况属于医疗意外，那么怎样对待这一类医疗风险呢？

✻ 相关法律、法规

《护士条例》**第十六条** 护士执业，应当遵守法律、法规、规章和诊疗技术规范的规定。

✻ 如何避免药物过敏导致的医疗纠纷

1. 严格掌握此类药物适应证

对此类药物的使用要严格掌握疾病的适应证，对严重青霉素过敏患者10年内不要再次使用（包括皮试），特殊药物需做过敏试验时必须认真阅读药物说明书，并严格按照药物说明书的要求进行药物过敏试验。对青霉素过敏患者住院，要安排在未使用过青霉素类药物的病房。

2．严格皮试操作规程

皮试液要每天新鲜配制，对不同批号的药物要重新配制，严格按照皮试液配制规范和浓度准确配制。皮试过程中要严格按照操作规范进行。皮试前首先要询问患者是否有过敏史，如有过敏史者立即报告医生，由医生决定是否改用其他药物，期间护士不可轻率决定继续皮试，如医嘱继续皮试或脱敏治疗，需提示医生并做好抢救药物、器材等准备，一旦发生过敏反应便于及时抢救，以免由此导致法律责任。

3．履行对患者风险的告知

在注射室醒目位置处张贴药物过敏实验的告知书，提示病人应注意的事项，如皮试结果等待期间不离开注射室过远，医患双方都记录皮试时间，避免超时重做等。有的医院对皮试的患者采取书面知情同意书的告知。

4．观察和警惕迟发过敏反应

高度注意药物反应和药物迟发性反应，尤其是没有陪同的患者，告知其在皮试和治疗结束后在注射处停留30分钟，期间护士需要密切观察患者异常反应。

5. **使用安全的皮试设备**

皮试皮内注射法，一次性给药的药量无法减少。现在一些医院使用的快速皮试仪是缓慢、均匀、持续离子导入给药，在发生过敏反应时可以立即停止给药，从而减少药物的进入量，可降低发生严重事故的概率。同时，皮试仪有自动报警装置，可提高皮试的安全性。

6. **熟练掌握过敏抢救程序**

青霉素等药物过敏反应及过敏性休克属于速发型全身变态反应的全身症状，一旦发生过敏便会立即出现休克，短时间内可以死亡，因此，需熟练掌握过敏药物的抢救措施，随时做好抢救准备，以应对过敏反应的风险。

繁忙护理还需要与患者沟通怎么办

✻ 护患沟通是护理重要工作

沟而不通是护患沟通的主要问题，主要表现有：没有养成好的沟通习惯；不熟悉人际交往时什么该讲，什么不该讲；不能够真正以平等的态度去对待患者，缺乏爱心和尊重；服务意识滞后于病人需求；床护比例不达标，护士配置不足；在长期繁忙的工作状况下导致护士职业倦怠，很难有良好的心情；一些患者对护理有职业偏见，对护士不尊重、不理解、不信任，护士对这种消极评价非常敏感，很容易就此发生冲突；有的患者将对治疗效果的不满怪罪到护士头上等。

✻ 相关法律、法规

《护士条例》**第十八条**　护士应当尊重、关心、爱护患者，保护患者的隐私。

《医疗事故处理条例》**第十一条**　在医疗活动中，医疗机构及其医务人员应当将患者的病情、医疗措施、医疗风险等如实告知患者，及时解答其咨询；但是，应当避免对患者产生不利后果。

✲ 护士怎样与患者进行沟通

1. 角色定位 首先明确护患双方各自的角色。护士在护患沟通中要承担沟通的主动角色，患者往往是被动角色。要养成主动沟通的习惯，通过不同的形式进行沟通：如询问病情、治疗、护理操作、查体等。

2. 语言沟通技巧 ①语言表达要准确、简洁、富有温暖感。“词能达意”，让病人一听就明白你所要说的内容是什么意思，以便于配合你的治疗护理；②语调一定要适宜，掌握好语调的强弱、轻重、高低、快慢。明白表达你的热情、关心等情感；③语言要具有规范性：称谓性用语：热情、温和。根据年龄、职务、职业；商量性用语：是中肯、婉转、和谐的；询问性用语：是耐心的、温馨的、柔和的；指令性用语：是准确的、亲切的、简明的；劝慰性用语：是含蓄的、关爱的、体贴的；告知性用语：当告知病情或告知需要患者配合的事情时，是很礼貌、很明确、很大方的；歉意性语言：应该是朴实的、真诚的、柔和的；道别性用语：应该是热情的、诚恳的、温和的。

3. 非语言沟通技巧 ①目光要柔和、亲切；②表情要自然、大方、热情等适合病人的情况。比如对抢救病人要凝重，对儿童要关爱，对老人要尊敬等；③触摸，专业性触摸是一种无声的语言，可缩短护患之间的距离，表达关心、体贴、理解、安慰和支持。如对焦虑、恐惧的患者，可以紧紧地握住对方的手，传递同情、理解、帮助、支持的信息。抱起哭闹的患儿轻轻地拍拍，可使患儿有一种安全、爱护感；④视觉，如规范整洁的衣装，优雅端庄的举止，和谐得体的妆容，能给患者以视觉上的美感和信任感；⑤环境上的舒适感，硬环境方面：包括病房的色彩、整洁度、护士站的设置以及导医台、咨询台、分诊台等的设计都要便于与患者交流沟通；软环境方面：如沟通时间、场合的选择，沟通对象的选择都要适合有效沟通。又如护士之间的交流沟通也要注意场合、谈话内容、谈话形式都要符合职业要求，不能太随意，以免影响患者的情绪给沟通增加困难。

4．加强沟通培训 医疗机构有义务让护士学习沟通技巧，护士自己有责任掌握沟通方法，了解沟通禁忌达到有效沟通之目的。护理工作既繁忙又琐碎，护士要充分利用各种形式，特别是肢体语言和副语言与患者沟通，在一定程度上会减少误会发生。

5．护患沟通禁忌 ①禁忌谈个人隐私的话题；②忌用一些语气，如命令式的、质问式的、不耐烦的、埋怨的、责怪和生硬的语气；③忌用不文明的语言。如没有称谓的；④忌用粗话、脏话、伤人的话、恶语，让人羞涩的语言等。

护士被患者或家属打骂后怎么办

✻ 被患者或家属辱骂和殴打已是普遍现象

护士被病人或家属殴打辱骂在很多医院都发生过，使美丽的天使们流汗、流泪、又流血！护士在从事护理活动中，因为各种原因可能会遭到病人或家属的侮辱、威胁、殴打等，直接损害护士的身心健康、危及护士的人身安全，同时医疗护理活动秩序被严重扰乱，其他患者的权益也受到影响。护士在履行工作职责时，其护理活动、人身安全是受国家法律保护的。

✻ 相关法律、法规

《中华人民共和国治安管理处罚法》**第二条** 扰乱公共秩序，妨碍公共安全，侵犯人身权利、财产权利，妨碍社会管理，具有社会危害性，依照《中华人民共和国刑法》的规定构成犯罪的，依法追究刑事责任，尚不够刑事处罚的，由公安机关依照本法给予治安管理处罚。

《护士条例》**第三十三条** 扰乱医疗秩序，阻碍护士依法开展执业活动，侮辱、威胁、殴打护士，或者有其他侵犯护士合法权益行为的，由公安机关依照治安管理处罚法的规定给予处罚；构成犯罪的，依法追究刑事责任。

《中华人民共和国刑法》**第二十条** 为了使国家、公共利益、本人或者他人的人身、财产和其他权利免受正在进行的不法侵害，而采取的制止不法侵害的行为，对不法侵害人造成损害的，属于正当防卫，不负刑事责任。正当防卫明显超过必要限度造成重大损害的，应当负刑事责任，但是应当减轻或者免除处罚。对正在进行行凶、杀人、抢劫、强奸、绑架以及其他严重危及人身安全的暴力犯罪，采取防卫行为，造成不法侵害人伤亡的，不属于防卫过当，不负刑事责任。

✻ 护士权益遭到侵犯时如何维权

1．受到侵犯不要忍气吞声，要及时上报和报警

护士是代理医院行使护理职责，受到病人或家属侮辱、威胁时，应将情况立即上报医院行政管理人员，护士长等科室负责人或护理管理部门便于及时调解，以免矛盾升级。当出现侮辱、威胁、殴打行为时，立即报警，请求公安机关维护自己的合法权益。

2．保全受侵犯的证据

执业护士必须有自我保护的观念，当自身权益受到侵犯时应及时保全证据，人证、物证、证人证言、录音和录像等，及时或者通过补救可以获得的证据，证据一旦被毁灭，就不能有效举证，不能有效地保护自己。

3. 实施正当防卫

护士在受到病人或家属实施具有暴力性、破坏性、紧迫性人身伤害的不法侵害时，可以及时向同事或现场其他人员呼救，共同阻止伤害行为。有效利用地形地物实施正当防卫！遏制施暴行为，反击加害人，以有效阻止伤害、保护自己的生命和健康安全不受侵犯。

4. 依法维权

护士受到严重的人身攻击，心身受到严重伤害，应勇敢地向侵害者提起诉讼，追究刑事责任和经济赔偿等，通过法律维护自己的正当权益。医务人员在受到侵权时不能忍气吞声，在犯罪面前保持沉默就是助长犯罪，国家法律鼓励公民见义勇为，2010 年 7 月 1 日实施的《侵权责任法》也为医务人员维权提供了新的法律依据。

5. 寻求行业协会的保护

长期以来护士都是作为弱势群体出现的，这不但不利于构建和谐的护患关系，还极大地影响了护理事业的发展。法律面前人人平等。护士受到伤害时，还可以寻求行业协会（如护理学会、医学会、妇联组织等）的保护，协助护士们拿起法律武器，才能更好地维权，也才能有效降低乃至避免护士受到人身伤害事件的发生。

护士工作中压力大怎么办

✻ 现实工作中护士的压力很大

据媒体报道：安徽护士长丁艾梅过劳死；成都儿童医院护士长张德丽因压力过大和医患关系紧张含泪辞职；苏州市立医院陈艳枝护士长因压力过大跳楼自杀；上海梅山医院某护士从宿舍楼上坠落，自杀原因还是压力……这些被压力击垮的护士，背后的杀手和原因是什么呢？

护士劳动工作价值不能得到真正体现，工资待遇普遍低下，使护士觉得职业生涯发展没有前途；每天疲于应对繁琐、枯燥的护理工作，没有事业成就感；人员配置不足，护士长期超负荷工作，身心过度透支出现职业枯竭，工作效率降低、护理质量下降，引发医疗差错和事故增多导致压力更大。

心理压力问题有：

1. 护理工作琐碎、繁重，护士既要做称职的护士，又要当好儿媳、妻子、妈妈等多重角色，“三班制”扰乱了其生物节律，长期的身心疲惫使她们很难扮演好多重角色，导致婚姻冲突、家庭矛盾而陷入情感纠葛的痛苦中长期得不到解决而产生心理问题。

2. 护士常面对残酷的、生离死别的场面，如大面积创伤、烧伤、断肢、残肢、尸体处理等，这些刺激导致护士失眠、噩梦、反复闪回、易激惹、难以集中注意力等应急障碍反应导致心理问题。

3．有的护士性格孤僻、内向、多愁善感及神经质等，本身就是容易出现心理障碍的高发人群。医疗纠纷的压力，有的患者将对医疗效果的不满和费用不满发泄到护士身上，有的管理者不问青红皂白，只要有纠纷就斥责护士，加重了护士的心理压力。

✲ 相关法律、法规

《护士条例》**第二十八条**　医疗卫生机构有下列情形之一的，由县级以上地方人民政府卫生主管部门依据职责分工责令限期改正，给予警告；逾期不改正的，根据国务院卫生主管部门规定的护士配备标准和在医疗卫生机构合法执业的护士数量核减其诊疗科目，或者暂停其6个月以上1年以下执业活动；国家举办的医疗卫生机构有下列情形之一、情节严重的，还应当对负有责任的主管人员和其他直接责任人员依法给予处分：

（一）违反本条例规定，护士的配备数量低于国务院卫生主管部门规定的护士配备标准的；……

《护士条例》**第二十九条**　医疗卫生机构有下列情形之一的，依照有关法律、行政法规的规定给予处罚；国家举办的医疗卫生机构有下列情形之一、情节严重的，还应当对负有责任的主管人员和其他直接责任人员依法给予处分：

（一）未执行国家有关工资、福利待遇等规定的；

（二）对在本机构从事护理工作的护士，未按照国家有关规定足额缴纳社会保险费用的；……

《护士条例》**第二十条** 医疗卫生机构配备护士的数量不得低于国务院卫生主管部门规定的护士配备标准。

✻ 如何缓解护士的压力

1．医院应把护理工作放置于医院长远发展当中，不但从口头上，更重要的是从实际上重视护士，给护士职业生涯创造发展空间和条件，增加护士晋升及深造的机会；使护士的技术水平与临床医疗技术发展匹配，让护士对自己的事业和前途充满希望。

2．提高护士待遇认可其工作价值，按照国务院绩效工资的标准，与同级的其他医技人员待遇同等。按卫生部规定床护比配置一线护士，有效减少护士职业枯竭的发生，遏制护士因压力过大而导致的悲剧

3．护理管理者实施科学有效的管理方法，护理工作模式以重临床实际效果，将“三基三严”培训设计成为有趣、有奖的竞赛活动，最大限度调动护士的主观能动性，使她们主动愉快地参与“三基”训练。加强对护士的人际沟通能力的培训，改变心态，转变观念、营造和谐的人际氛围和工作氛围。

4．护士提供心理援助，提高其心理健康水平。

（1）用SCL-90等量表对护士进行问卷调查，针对存在的心身问题进行团体培训，使护士掌握一些压力与情绪管理技巧、方法。

（2）对心理问题较为严重的护士提供个体心理咨询。

（3）定期提供团体心理援助。

（4）开通心理危机干预电话，及时干预出现的应急事件，如护士受委屈被病人或家属打骂、与管理者出现矛盾冲突等。

（5）成立各种兴趣小组，如礼仪队、舞蹈队、健身操队、骑游队等，护士自己合理安排工作和休息，用多种方式释放压力，多多参加文艺、体育活动、旅游、愉悦身心有效缓解压力。

要杜绝护理差错和事故怎么办

✻ 护理差错和事故都是不能发生的

护理医疗差错是指医疗机构护士在医疗活动中，违反医疗卫生法律，行政法规，部门规章制度和诊疗护理规范、常规，过失导致错误发生，但没有造成患者人身损害的称为差错。一旦造成患者死亡或残疾等人身损害的发生，就构成医疗事故。

✻ 护理常见的差错、事故的范围和原因

用药错误、输液输血错误；褥疮、跌倒、坠床、管路滑脱；忘记药物皮试；不按时巡视病房、病情观察不细致；操作不规范、导致的院内感染；延误病情报告；未认真落实各项护理规章制度，如护理查对制度等；思想上麻痹大意，存在侥幸心理，凭印象感觉和常规去操作、思维惯性去工作；管理松懈，检查不严，督导不利；缺乏相关法律、法规知识，不知道如何保护自己；人员紧张，导致护士心有余而力不足，精力不充沛，体力跟不上；有关资料分析：超标每增加一个病人工作量时，病人安全危险增加 7%，护士疲惫增加 23%；护士的知识水平与实际工作需要不相匹配，知识面不能胜任新的医学模式的要求，不能及时发现问题，出现问题时不知道怎样处理等。

✲ 相关法律、法规：

《医疗事故处理条例》**第十二条** 医疗机构应当制定防范、处理医疗事故的预案，预防医疗事故的发生，减轻医疗事故的损害。第十五条：发生或者发现医疗过失行为，医疗机构及其医务人员应当立即采取有效措施，避免或减轻对患者身体健康的损害，防止损害扩大。

《护士条例》**第二十条** 医疗卫生机构配备护士的数量不得低于国务院卫生主管部门规定的护士配备标准。第二十四条：医疗卫生机构应当制定、实施本机构护士在职培训计划，并保证护士接受培训。

✲ 怎样避免护理差错和事故

1. 责任心是执业护士基本的要求

对护士要加强教育，经常提醒护士加强责任心，强化责任意识，清醒的认识到护理工作是一份高风险的职业，护士做的每一项工作都关系着病人的安危，因此需要高度的责任心。把责任心贯穿到分级护理、巡视病房、护理操作等全部的护理工作中。

2. 规范操作才能避免差错

护士思想上要高度重视，不心存侥幸，认真执行规章制度、诊疗规范和操作要求，如查对制度、文件书写制度等。临床所有的医疗差错和事故均是违反医疗操作规范导致的，换句话说，只要按照医疗规范进行医疗行为就不会出现差错和事故。

3. 注意薄弱环节的检查和督导

管理者加强风险意识，关口前移，发现问题及时指出，分析原因，加以纠正，制定防范措施，加强环节质量管理，医疗不良事件或医疗疏失是由一连串的失误所造成（乳酪理论），重视这一理论并应用到管理工作中。护理管理人员在工作中，要适时指导确定护理风险高危人群、高危环节、高危时段等高危因素，并做好布置和监控。

4. 依法保护患者和自己

管理者要让护士知法、懂法、守法，学会保护病人，保护自己，在工作中依法办事，违反法律法规、规章制度、诊疗规范的事不做。保证护理工作质量的前提是保证护士人员数量，有人才能干事，同时关心体贴护士，缓解护士工作中的压力，做到奖罚分明，使护士在良好的工作环境中愉快工作。

5. 加强业务学习与培训

开展与护理业务相关的培训，把护理骨干送出培训进修，鼓励护士自学，使护士的知识水平与临床需要相匹配，有了丰富的知识和操作技能，才能更好地服务于病人。

6. 认真作好护理记录这一法律证据

护理记录是病人可以复印的一种医疗文书，具有法律证据的效力。因此要求记录内容一定要客观，真实，只写现实、客观的情况，不要主观臆断，以免和医生意见相冲突，引起不必要的医疗纠纷。

医生出了不正确的医嘱怎么办

✲ 护士只能执行正确的医嘱

医嘱是医生根据患者病情制订的诊疗计划，是护士执行各项治疗的依据，执行正确的医嘱是护士的职责，护士能否及时、准确无误地执行正确的医嘱，对确保患者的医疗安全，减少疾病带来的痛苦，有着重要意义。临床上护士在执行医嘱的一些环节上，存在着种种安全隐患，一旦这些潜在的隐患出现就有可能酿成严重后果。因此，加强对执行医嘱的护理安全管理，要求护士执行正确的医嘱至关重要。护士发现错误的医嘱应向医生及时提出质疑，做到错误医嘱不执行，这样才能防患于未然，确保医疗安全。

✲ 相关法律、法规

《护士条例》**第十七条**　护士发现医嘱违反法律、法规、规章或者诊疗技术规范规定的，应当及时向开具医嘱的医师提出；必要时，应当向该意识所在科室的负责人或者医疗卫生机构负责医疗服务管理的人员报告。

《病例书写规范》**二十九条**　一般情况下，医师不得下达口头医嘱。因抢救急危患者需要下达口头医嘱时，护士应当复诵一遍。抢救结束后，医师应当即刻据实补记医嘱。

✲ 护士怎样执行正确的医嘱

1. 核对医嘱有疑问时当面提出

护士是专门负责护理工作的专业医务工作者，不是机械的执行者，在处理医嘱时首先要认真查对是否正确，如遇有疑问要当面核实清楚，如开具医嘱的医生不在，可找值班医生和他的上级医师核对，这样才能保证执行正确医嘱。明知是错误的医嘱而不提出，错误执行并导致了患者损害，将会对后果承担法律责任。

2. 护士只执行正确医嘱

法律规定护士只能执行正确的医嘱，不是机械的医生开什么就执行什么，现代医学模式还要求护士细心观察病情、发现问题、及时反馈给医生，协助医生出具正确的医嘱，并根据病人的不同病情进行护理，同时要进一步增加相关的药学知识等，正确辨认和评估医嘱的正确性，这样才能配合医生的工作，从而保证执行正确医嘱。

3. 按章操作医嘱“三不”执行

护士一定做到非抢救病人时，医生口头医嘱不执行；医生不看病人开出的医嘱不执行；发现不正确的医嘱不执行；

4. 口头医嘱的相关限制规定

（1）医院应制定出严格的口头医嘱的管理范围与标准，原则上使口头医嘱应用到最少并能执行的最好，并应列为医院管理中（绿色通道）的规章制度。

（2）医生是做好口头医嘱的关键：下达医嘱时的原则必须遵守。医生在下达口头医嘱时必须清晰地说出药名（包括商品名）、姓名、年龄、床号、剂量等。注意避免使用片、瓶等容量来表示所使用药物的剂量。特别需要说明在剂量上，如 g、mg，并重复两遍。

（3）医生离开现场之前，应及时补记口头医嘱于医嘱单或医嘱本上并签字。执行护士确认后方可离开。

（4）护士当好医嘱的直接执行者：应把好最后一道防线。在执行过程中要严格执行“三查八对”制度。同时清楚地复述医嘱并确保得到医师的确认。现场中应有两个人听到同样的口头医嘱，以备查对。护士在执行口头医嘱前需要重复给下医嘱的医生。

5. 护士学法　保护自己

《护士条例》中有明确规定，护士要加强相关法律法规的学习和培训，做到知法、懂法、守法。使每一位护士知道，执行错误医嘱也要承担相应的法律责任。所以，护士在医疗工作中在保证患者安全的同时，也要注意保护自己。

签署护理方面知情同意书怎么办

✲ 护理知情同意书的特殊性

护理知情同意是指在医疗护理过程中，患者在获得关于自己疾病治疗和护理措施利弊等信息后，做出同意或拒绝该项医疗行为的书面承诺。护理知情同意包括（但不限于）以下几方面内容：提供给患者的信息是真实的、通俗的、可以理解的；该项护理行为的特征、方式、方法，实施中会出现的风险，以及防范的措施等，最后必须由患者或近亲属签署。更特殊的是可能不在医生的医嘱中出现。临床护理遇到哪些操作需要签署知情同意书呢？

患者张某、男，26岁，2007年8月13日口服大量药酒后出现精神症状，被家人送医院救治，护士立即电动洗胃，但张某不配合，其母在旁吵闹，张某拒绝继续洗胃，扯掉胃管跑离洗胃室，经医务人员劝说再次洗胃，住院期间张某并发胃穿孔，家属拒付费用，转而控告护士操作失误导致患者胃粘膜损害引发医疗纠纷，医方提供不出患者及其家属签署的知情同意书，法院判医方有过错而赔偿。

✲ 相关法律、法规

《医疗事故处理条例》**第十一条** 在医疗活动中，医疗机构及其医务人员应当将患者的病情、医疗措施、医疗风险等如实告知患者，及时解答其咨询；但是，应当避免对患者产生不利后果。

✲ 需要签署知情同意书的护理操作

（1）电动洗胃

（2）双腔二囊管的操作配合

（3）胃肠减压术

（4）人工肛门护理

（5）早产儿暖箱应用及吸氧

（6）新生儿光照疗法

（7）角膜异物取出术

（8）保护性约束带的应用

（9）PICC 导管置入术

（10）腹膜透析术

（11）血液透析术

（12）特殊治疗的护理操作

（13）住院病人的院外褥疮

（14）病人拒绝的治疗护理如：翻身、测血压等

（15）新开展的可能有一定风险的护理新技术

住院患者发生坠床、摔伤怎么办

✻ 生活照护小事导致医院赔偿

病人在住院期间，其生活护理一般由其家属或陪护人员承担，但对于危重症患者、特护、精神病、无陪护的病人，护士的护理责任和护理范围相应扩大，坠床、如厕摔伤是病人投诉护士的常见原因。然而病人在医院内摔倒，护士不一定有绝对的责任，必须有足够的证据证明这种伤害由于护士的疏忽而造成的。临床中是要评估病人是否有坠床、摔倒的潜在危险，是否采取了必要的预防措施是非常重要的。护理记录中要记录下为保护病人所采取的一切防护措施，以证明自己已尽到善意的照护责任方可以免责。

患者李某，女，78岁。于2008年6月28日在某医院住院治疗，入院诊断慢性阻塞性肺气肿、高血压脑病。医嘱“内科护理常规”、“一级护理”，7月10日23∶30分左右，李某不慎坠床，家属大叫，值班护士赶到病房协助搀扶并立即通知医生，照片显示“右手肱骨骨折”额头、眼眶、腿部等处皮肤淤血擦伤，医院被起诉引发医疗赔偿。

✻ 相关法律、法规

卫生部颁布的《综合医院分级护理指导原则（试行）》第十四条

对一级护理患者的护理包括以下要点：

（一）每小时巡视患者，观察患者病情变化；

（二）根据患者病情，测量生命体征；

（三）根据医嘱，正确实施治疗、给药措施；

（四）根据患者病情，正确实施基础护理和专科护理，如口腔护理、压疮护理、气道护理及管路护理等，实施安全措施；

（五）提供护理相关的健康指导。

✲ 病人坠床、摔伤的风险应对

1. 医院需在《住院患者知情同意书》中将坠床、如厕摔伤的内容明确告知患者及家属，并明确这些生活护理是由留院的陪护家属承担，并要求家属按照护理要求去做，护士负责的是医疗照护。

2. 护士要评估病人是否存在坠床、如厕摔伤的风险，对高风险病人应实施有预见性的保护措施，如使用防护栏床，病人行动有人陪护。病房走廊要有扶手，卫生间要符合医院建筑要求等。

3. 对有坠床、摔伤的高危人群严格按照分级护理要求定时巡视查房，对有陪护的病人，护士应善意提醒陪护人员要密切监护防止病人滑到、跌倒、坠床、外出等意外事件的发生，做好记录。

4. 制定患者住院期间出现坠床、摔伤的应急预案及程序。

【应急预案】

1. 检查病房设施，不断改进完善，杜绝安全隐患。

2. 当患者突然摔倒时，护士立即到患者身边，检查患者撞伤情况：通知医生判断患者的神志、受伤部位，伤情程度，全身状况等，并初步判断摔伤原因或病因。

3. 对疑有骨折或肌肉、韧带损伤的患者，根据摔伤的部位和伤情采取相应的搬运方法，将患者抬至病床；请医生对患者进行检查，必要时遵医嘱行X光片检查及其他治疗。

4. 对于摔伤头部，出现意识障碍等危及生命的情况时，应立即将患者轻抬至病床，严密观察病情变化，注意瞳孔、神志、呼吸、血压等生命体征的变化情况，通知医生，迅速采取相应的急救措施。

5. 受伤程度较轻者，可搀扶或用轮椅将患者送回病床，嘱其卧床休息，安慰患者，并测量血压、脉搏，根据病情做进一步的检查和治疗。

6. 对于皮肤出现淤斑者进行局部冷敷；皮肤擦伤渗血者用腆伏清洗伤口后，以无菌敷料包扎；出血较多或有伤口者先用无菌敷料压迫止血，再由医生酌情进行伤口清创缝合。创面较大，伤口较深者遵医嘱注射破伤风针。

7. 加强巡视，及时观察采取措施后的效果，直到病情稳定。

8. 准确、及时书写护理记录，认真交班。

9. 向患者了解当时摔倒的情景，帮助患者分析摔倒的原因，向患者做宣教指导，提高患者的自我防范意识，尽可能避免再次摔伤。

【程序】

患者突然摔倒→立即通知医生→检查患者摔伤情况|→将患者抬至病床→进行必要检查→严密观察病情变化→对症处理→加强巡视→观察效果→写护理记录→认真交班→做健康教育

精神病患者住院期间伤了人怎么办

✲ 精神病患者经常会伤害别人

精神病人处于疾病发作状态时，伤害他人是经常发生的事情，并且不承担法律责任，那么住院期间出现此类情况怎么办，医院要承担什么责任?

张某因患精神病于某年 4 月 1 日住进精神病医院。5 月 17 日小王亦因精神病住院治疗，由胞兄王某陪护，其病室与张某所住病室相邻。5 月 18 日，小王路经张某病室门口，将一根筷子捅入张某右鼻孔，张某当即倒地，医院立即进行抢救，并请外科会诊，诊断为颅底骨折，左侧大脑运动区受损，医院按会诊意见给予治疗，病情控制后转入综合病房。经过治疗，张某病情好转且精神病已临床治愈，便于次年 1 月出院，遗有半瘫。经法医鉴定，张某右侧瘫痪，右手功能障碍，右下肢功能正在恢复，生活不能完全自理。

事件发生后，张某由代理人向法院起诉。诉称：因精神病医院未尽到监护责任，致使张某被精神病人小王用筷子捅伤，造成终身伤残，要求精神病医院赔偿经济损失 70 万元。精神病医院辩称：原告起诉医院理由不当，医院对此事没有一点责任，故不承认赔偿责任。医疗事故鉴定委员会鉴定后认为，张某被小王致伤事件不构成医疗事故，精神病医院没有过失和责任。

法院审理认为：张某与小王均为精神病患者，是无民事行为能力的人，住院期间，精神病医院对他们负有监护责任，医院应对没有尽到监护职责造成的后果负主要责任，王某作为小王的陪护人，未能看好小王也有一定的责任，故将小王、王某追加为共同被告。判决：精神病医院赔偿原告经济损失 15 万元，王某赔偿 1 万元。

✲ 相关法律、法规

《民法通则》**第一百三十三条**　无民事行为能力人、限制民事行为能力人造成他人损害的，由监护人承担民事责任。监护人尽了监护责任的，可以适当减轻他的民事责任。

《最高人民法院关于贯彻执行中华人民共和国民法通则若干问题的意见（试行）》**第一百六十条**　在精神病医院治疗的精神病人，受到伤害或者给他人造成损害，单位有过错的，可以责令这些单位适当给予赔偿。

《最高人民法院关于贯彻执行中华人民共和国民法通则若干问题的意见（试行）》**第二十二条**　“监护人可以将监护职责部分或者全部委托给他人。因被监护人的侵权行为需要承担民事责任的，应当由监护人承担，但另有约定的除外；被委托人确有过错的，负连带责任。”

✲ 怎样预防精神病患者伤人

1. 对精神病人的监护问题

医院不具有监护人资格，但受委托后承担一定的监护职责，家属委托时应办理合法手续（委托书）。接受委托后只要医院有过错，即应承担相应责任。当精神病人进入精神病医院接受治疗时，该精神病人的监护人实际上已将监护职责转移给精神病医院，精神病医院对住院治疗的精神病人应负有监护职责。

2．加强照护和管理

医务人员对于精神病人严格医疗规范进行治疗和护理，防止意外事件发生，在病人与医院发生的纠纷中，诊疗护理以外的“非医疗纠纷”需要受到医院方面的重视，应注意防范。

3．加强对陪护人的管理

住院精神病人中，留有专门陪护人的病人，在安全看护上往往容易被忽视。精神科医护人员应对全部住院的精神病人进行统一风险评估，不可主观夸大陪护人的作用，更不能有了陪护人护士就可放松警惕和管理。

精神病人家属不办理出院手续怎么办

✲ 精神病人是家庭负担

临床经常发生精神病人符合出院条件，而家属认为是负担拒绝办理出院手续，当医院多次告知家属接病人出院而家属不同意的情况下，医院就要考虑怎样处理病人长期住院相关的一些事宜。

患者毛某，男性，50岁，患有癫痫所致精神障碍，伴有人格改变，曾多次住精神病医院治疗。每次住院治疗后，精神症状消失，癫痫发作也得到了控制。但患者的人格改变却不可逆，且越来越明显，表现为性格残忍，冷酷，做事不计后果，记仇，好报复等，即医学上所称“癫痫人格”。其姐姐作为监护人，照顾患者。随着患者病情的进展，其“癫痫人格”越来越显著，不仅对普通人冷酷、记仇，对其亲属也非常残忍，其姐姐不敢接其出院回家，害怕在家时受到患者的伤害。但医院认为，患者的精神症状和癫痫发作都已得到控制，其人格问题并不属于精神病性质，不宜再住精神病医院，所以多次告知其姐接患者出院。其姐一直拒绝办理出院手续，如此僵持数年患者一直未能出院。

✲ 相关法律、法规

《北京市精神卫生条例》**第三十三条** “精神疾病患者的监护人

或者近亲属应当履行下列职责：

（一）妥善看管、照顾精神疾病患者，防止其伤害自身、危害他人或者社会；

（二）根据医嘱，督促精神疾病患者接受治疗，为需要住院治疗的患者办理住院手续；

（三）为经诊断可以出院的精神疾病患者办理出院手续；

（四）帮助精神疾病患者接受康复治疗或者职业技能培训；

（五）法律、法规规定的其他职责”。

✲ 应对办法及措施

1. 有关不出院患者的健康、疾病的风险等所有医疗护理问题，要由其监护人向医院授权委托，使医院在处理患者的健康问题时，有法律上的依据。要签署一份详细的知情同意书，医院能够代替监护人行使部分监护职责，以便对病人能够有效管理。

2. 要明确双方的权利和义务针对病人有关问题的处理，哪些方面的事情可以不经家属同意，医院就可直接处理，哪些方面的事情必须经家属同意，家属应该做什么、怎么做，都要以书面形式表达清楚。

3. 出现特殊情况如何解决要将可能发生的情况尽量详细列入，如病人冲动伤人、外逃、自杀等情况。

4. 做好家属思想工作，适时办理出院，医院不是养老院，不是慈善机构，符合出院的病人要妥善办理出院，如果长期不出院，就是对卫生公共资源的侵占，就会损害其他需要住院而不能住院患者的利益，如果家属有恶意赖床，那么医院就要行使诉讼权，将其监护人起诉到法院。

病历被抢夺、盗窃、丢失怎么办

✻ 病历的证据作用

病历是医务工作者医疗活动的记录，不单单是传统的医疗文书，而是医疗法律文件，在纠纷中是一种重要的证据，但不少医务人员对病历的证据作用并不重视。病历事实上是维护患者利益、保护医护人员合法权益必不可少的法律文件，有着其他资料不可替代的作用。随着我国法治的健全，病历的证据作用在医疗纠纷中的法律地位日益突出。医院管理部门、医疗事故鉴定机构、司法部门在判断医疗问题的性质责任时，都是以病历为原始依据的。所以，医护人员必须以高度负责的精神和实事求是的科学态度，客观、真实、准确、及时和完整地书写病历。并严格认真的保管好病历，防止病历被抢夺、盗窃、丢失，以免在医疗事故鉴定或在诉讼时因为不能举证而败诉。在医疗侵权案件的诉讼过程中，院方要承担举证的责任，就是提供病历，所以病历的保管非常重要。

✻ 相关法律、法规

《医疗事故处理条例》**第五十八条**　医疗机构或者其他有关机构违反本条例的规定，有下列情形之一的，由卫生行政部门责令改正，给予警告；对负有责任的主管人员和其他直接责任人员依法给予行政处分或者纪律处分；情节严重的，由原发证部门吊销其执业证书或者资格证书：……（二）涂改、伪造、隐匿、销毁病历资料的。

《最高人民法院关于民事诉讼证据的有关规定》**第四条** 下列侵权诉讼，按照以下规定承担举证责任：……（八）因医疗行为引起的侵权诉讼，由医疗机构就医疗行为与损害结果之间不存在因果关系及不存在医疗过错承担举证责任。

《医疗机构管理条例实施细则》**第五十三条** 医疗机构的门诊病历的保存期不得少于十五年；住院病历的保存期不得少于三十年。

✲ 病历被抢夺、盗窃、丢失怎么处理

1．严格病历管理制度，患者出院后24小时内及时回收，病案管理人员在回收病历的过程中要和病房管理人员做好病历的交接签字，在病案科及时录入计算机并及时上架保存。严格病历查阅和病历借阅制度，病历入库后再外借要按照规定办理手续，并要求借阅人登记。

2．医生临床使用病历后及时将病历归位，由护士站保存，患者出院病历全部完成后，按照规定及时送达病案室。患者要求复印病历时，应该由医务科或者病案室复印，病房医生一般不要直接给患方复印病历。住院病历在运行中要加强保管，夜班医护人员要对病历车上锁。患者或家属查阅病历时主管医生应在场。

3．如果病历被抢夺、盗窃、丢失，要立即拨打110报警，同时尽量保护好现场，保存好医院的摄像监控资料，请现场其他患者或

其家属作证，请警察签发接受案件回执单，以作为以后纠纷中的证据，这样在诉讼中可由此证明病历在患方手中，由患方来举证，使患方由于抢夺、盗窃病历会由于证据来源的合法性问题使证据失去价值。

4. 如果病历被盗或丢失，报警后追查无果，在医疗事故鉴定或法院质证过程中，可以从辅助科室如超声科、病理科或药房登记等患者有可能检查过的地方尽量积累患者的信息，寻找患者诊断、病情变化和治疗措施的证据，以尽量弥补病历丢失的不足。

住院患者死亡后医生怎么办

✻ 患者死亡，医生怎么做

医院是人出身和死亡的地方，患者在医院死亡绝大部分属于正常死亡，由于中国老百姓的卫生知识有限，对于一些疾病没有足够的认识和理解，特别对于突然死亡的患者，往往家属不理解："你们那么大的医院、那么多专家、那样好的设备，怎么把人治死啦?"，特别在医患关系紧张的状态下，一旦死了人，就要求一个说法，实质就是纠纷和赔偿，面对住院期间死亡的患者，医生应做哪些工作?

✻ 相关法律、法规

《医疗事故处理条例》**第十八条** 患者死亡，医患双方当事人不能确定死因或者对死因有异议的，应当在患者死亡后48小时内进行尸检；具备尸体冻存条件的，可以延长至7日。尸检应当经死者近亲属同意并签字。……尸检应当由按照国家有关规定取得相应资格的机构和病理解剖专业技术人员进行。承担尸检任务的机构和病理解剖专业技术人员有进行尸检的义务。……医疗事故争议双方当事人可以请法医病理学人员参加尸检，也可以委派代表观察尸检过程。拒绝或者拖延尸检，超过规定时间，影响对死因判定的，由拒绝或者拖延的一方承担责任。**第十九条** 患者在医疗机构内死亡的，尸体应当立即移放太平间。死者尸体存放时间一般不得超过2周。逾期不处理的尸体，经医疗机构所在地卫生行政部门批准，并报经同级公安部门备案后，由医疗机构按照规定进行处理。

《病历书写基本规范》第二十七条 死亡记录指经治医师对死亡患者住院期间诊疗和抢救经过的记录，应当在患者死亡后24小时内完成。内容包括入院日期、死亡时间、入院情况、入院诊断、诊疗经过（重点记录病情演变、抢救经过）、死亡原因、死亡诊断等。记录死亡时间应当具体到分钟。第二十八条：死亡病例讨论记录是指在患者死亡一周内，由科主任或具有副主任医师以上专业技术职务任职资格的医师主持，对死亡病例进行讨论、分析的记录。内容包括讨论日期、主持人及参加人员姓名、专业技术职务、讨论意见等。

✻ 医生必须做的几件事

1. 及时与患者家属沟通，告知患者家属如果对死亡原因有异议，应申请尸检，并在病程记录中记录死亡家属对尸检的意见，取得患者家属的书面意见，并告知其应当在患者死亡后48小时内进行尸检，具备尸体冻存条件的，可以延长至7日。

2. 应当在患者死亡后24小时内完成死亡记录，并及时征求上级医师意见，抢救结束后6小时内补记抢救记录，补记抢救时的医嘱。

3. 在患者死亡一周内科室应当组织死亡病例讨论，必要时组织全院讨论，并按照病历书写规范做好病例讨论记录。

4. 患者在医院死亡，如果拒绝处理尸体，请家属签署拒绝尸检知情同意书，如果不签字医院可以采取谈话方式，将其利害关系，以及家属不同意尸检不能追究死因的法律责任，向家属讲述清楚，在谈话同时要实施录音，保留证据，同时报告医院医务部门，由医务部门根据情况再做进一步处理。

面对“问题病历”举证怎么办

✽ 病历是处理医疗纠纷的证据

在众多的医疗纠纷中看到病历常见问题是，医生对自己的病历书写不规范，在规定时间内不完成，发生纠纷后不重视。北京一家医院的医务科长说，我们的病历只要认真检查，100%都有问题。这就告诉我们，医院的“问题”病历的发生率不少，这么多的“问题病历”，而患方一旦诉讼则无一例外地都纠缠着病历不放，这是医生麻痹、患者重视导致许多医院败诉的原因之一。那么医生怎么保护自己，医院怎么举证，这是我们临床每个医生应该认真考虑的问题！

某患者，女，76岁，因左面部疼痛2年，门诊诊断“三叉神经痛，收入神经外科病房。入院后检查患者身体一般情况良好，化验、心电图、胸片、腹部B超、头颅CT等项检查未见异常，诊断“三叉神经痛，于第6天在全麻下行左三叉神经根显微血管减压术，术中发现小脑上动脉压迫三叉神经根部，按常规行三叉神经根部减压术，手术过程顺利。术后面部疼痛无明显改善，出现发热，查血常规、腰穿等，发现颅内感染，即给予静脉和鞘内抗感染治疗，3天后体温降至正常。经患者要求手术后9天出院，继续药物治疗。出院后第5天患者因发热2天再次来院，患者左侧舌部疼痛无改善，为持续性疼痛，经与患者家属说明病情，经患者家属同意并签字，再次在全麻下行左三叉神经根探查术，术中发现前次手术神经减压情况满意，神经无明显受压，行部分神经切断术，同时行舌咽神经、迷走神经1支切断，手术过程顺利。术后患者左侧舌部疼痛仍未改善，请外院神经外科专家会诊，考虑可能为神经核性病变导致的顽固性疼痛，可考虑行伽马刀治疗。此病例在讨论时，发现病历中未见第二次手术术前关于舌咽神经痛的文字记载；同时，当事医师虽强调术前已充分告知家属术中可能切断舌咽神经，但术前讨论、术前知情同意书中均未提到术中有切断舌咽神经的可能。

✻ 相关法律、法规

《侵权责任法》**第五十八条** 患者有损害，因下列情形之一的，推定医疗机构有过错：

（一）违反法律、行政法规、规章以及其他有关诊疗规范的规定；

（二）隐匿或者拒绝提供与纠纷有关的病历资料；

（三）伪造、篡改或者销毁病历资料。

《病历书写基本规范》**第十条** 对按照有关规定需取得患者书面同意方可进行的医疗活动（如特殊检查、特殊治疗、手术、实验性临床医疗等），应当由患者本人签署同意书。患者不具备完全民事行为能力时，应当由其法定代理人签字；患者因病无法签字时，应当由其近亲属签字，没有近亲属的，由其关系人签字；为抢救患者，在法定代理人或近亲属、关系人无法及时签字的情况下，可由医疗机构负责人或者被授权的负责人签字。

✻ 怎样使“问题病历”不发生问题

1. 严格执行病历书写基本规范

依法执业的观念应当体现在病历中，就是按照《病历书写基本规范》的规定，客观、真实、准确的完成病历，特别是患者的阳性体征不能漏掉。规范完整的病历不但是对患者的负责、对生命的重视，还是对医生自己执业生涯的保护。

2. 常见“问题病历”的问题

病情变化无病史记录；字迹潦草、记载不全；改动病历失去客观性和真实性；病历前后自相矛盾；住院病历不在规定时间内完成；未按规定进行涂改；书写不符合规范，擅自进行修改；伪造、篡改或者销毁病历资料；科主任对病历终末质量把关不严；主治医师、主任查房，病历中没有体现等。

3. 怎样完善病历不“问题”

病历是一个病情动态的客观记录，要根据病情的变化进行不断的修改和完善，在病人出院之前、在病历送病案室之前、在纠纷发生之前、在抢救后六小时之内，按照规定都可以修改。

4. 无损害后果的“问题病历”不承担责任

由于医生大量的临床繁忙工作，有时难免出现笔误等错误的情况，例如把性别写错，男写成女，这样的错误不会导致患者的损害，虽然是错误，但在法律意义上是不承担责任的。

5. 个别医生不要再写“天书”了

医生写好字，一是让患者看懂便于交流、二是让护士、药师看懂以免出错、三是让同行看懂以便了解你的医疗技术、四是让普通人看懂可以推广健康知识教育，而有个别医生写的字甚至科室主任都看不懂，那么试想自己的字都不想让别人看懂、连字都不想写好的人，你能做一个好医生吗？一个连自己都不想保护的医生，患者在你面前安全吗？千万不能因为字迹潦草、形成无人识别的“天书”，否则一旦法官看不懂就以过错推定，导致诉讼失败、承担赔偿责任，追悔莫及。

6.“问题病历”不能举证

违反诊疗规范书写的病历；隐匿或者拒绝提供与纠纷有关的病历资料；伪造、篡改或者销毁病历资料。当“问题病历”导致不能作出医疗事故或司法鉴定时，法院就推定医疗机构具有过错及过错与损害后果之间具有因果关系。

对“翻脸”不认人的熟人患者怎么办

✻ 熟人患者隐患多

临床医师经常遇到烦心的事，托熟人或“熟人”患者到医院就诊或者住院时，说什么都好，都接受，一旦出现患者预期目标不能达到，病情加重或者死亡，那么“熟人”的面孔就马上撕掉，医疗纠纷就开始啦！这是应引起临床医生高度注意的一个问题。

案例1 某医院医生接诊了“熟人”患者，男，60岁，右侧面部、右耳郭前反复阵发性疼痛4年，被收入神经外科。诊断为右侧三叉神经痛并右侧舌咽神经痛。入院后第三日全麻下行右侧三叉神经、右侧舌咽神经显微血管减压术。手术后意识未恢复，观察病情后排除延迟苏醒的可能，怀疑颅内有出血可能，向家属交待病情，家属表示非常理解，于当晚21时许直接急查头部CT，结果显示小脑实质内出血，并破入脑室系统，急诊行后颅窝减压、小脑脑内血肿清除术、侧脑室外引流术。术后患者生命体征平稳，自主呼吸，给予抗炎、降颅压、止血、补液、营养、支持等对症治疗。并多次请大内科、中医科、针灸科、物理康复科、眼科、耳鼻喉科医师会诊协助诊治。经积极治疗，患者神志清楚，但右侧面部感觉麻木，右眼自觉视力下降，右耳听力下降，左侧肢体麻木，有共济失调，但可在家人扶助下行走。

此患者和家属术前什么都接受，坚决要求医师为其动手术解除痛苦，对于临床医师向其讲解的患者一出现并发症或严重不良后果，也能理解。当出现上述不良后果时，患方马上改变熟人态度，撕下熟人的面孔，把医院告上法庭。

案例2 湖北某医院因“熟人”关系，在没有办理住院手续的情况下在该院分娩顺产产下一女婴。由于没有住院手续故该女婴没有任何分娩记录。出生10天后因黄疸持续不退再入该院，间接胆红素高达335.1mg/dl。患儿二月起因哭闹不安、尖叫、四肢硬做CT示：先天性大脑发育不良。患儿10个月到北京儿童医院诊断为：脑瘫。于是，患儿家属向法院起诉要求赔偿。宜昌中级人民法院认为“因被告不能举证证明其医疗行为与原告的脑瘫不存在因果关系，也不能举证证明其无过错，故只能推定被告医疗行为与原告的脑瘫存在因果关系，且其医疗行为存在过错”判决医院赔偿六十五万余元。

✲ 相关法律、法规

《中华人民共和国执业医师法》第二十二条 医师在执业活动中履行的义务：（一）遵守法律、法规，遵守技术操作规范。

《医疗事故处理条例》第十一条 在医疗活动中，医疗机构及其医务人员应当将患者的病情、医疗措施、医疗风险等如实告知患者，及时解答其咨询；但是应当避免对患者产生不利后果。

✲ 怎样预防此类事件导致的风险

1．医生对“生人”、“熟人”应一视同仁

无论医生与患方是否熟悉，诊疗常规、规章制度都不能违反。否则，将面临“违法”诊疗的风险，同时在处理纠纷及诉讼时，也会形成口说无凭、无凭无据的被动局面，甚至因此而败诉，承担赔偿责任的不利后果。无论门诊和住院都要严格按照规定办理医疗手续。

2．医生对“熟人”患者更要全面告知

中国老百姓有句俗话“丑话说在前面”，俗话揭示一个道理，就是规则在前，把应该说的话事前说出来，所以，对熟人患者的谈话更应该详细、认真，对于并发症的解释要更细致，如果从书面中不能体现出来，就要对谈话进行全程录音。这将有力地保证术前谈话内容的真实性，以防备“翻脸不认人”的情况发生时的被动。

3．对“熟人”患者履行告知更应慎重

当医生面对“熟人”实施诊疗、尤其是履行知情同意时，更应谨慎、仔细，避免因熟人简单交流、你好我好的敷衍、沟通不到位，造成患方理解不到位，以致出现不良情况后，患方对医生的误解发生，避免“熟人”之间感情的伤害。